CONTRIBUTION A L'ÉTUDE EXPÉRIMENTALE

DU TRAITEMENT
DES PLAIES PULMONAIRES

PAR

Le Docteur P. BRUNSCHWIG

Lauréat de la Faculté de médecine
(Troisième année : Médaille d'argent; Quatrième année : Médaille d'argent)
Aide de clinique à la Faculté de médecine (Concours 1892)
Interne provisoire des hôpitaux (Concours 1894)
Préparateur du laboratoire de médecine légale.

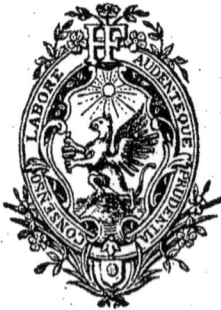

MONTPELLIER
IMPRIMERIE CENTRALE DU MIDI
(HAMELIN FRÈRES)
—
1896

CONTRIBUTION A L'ÉTUDE EXPÉRIMENTALE

DU TRAITEMENT

DES PLAIES PULMONAIRES

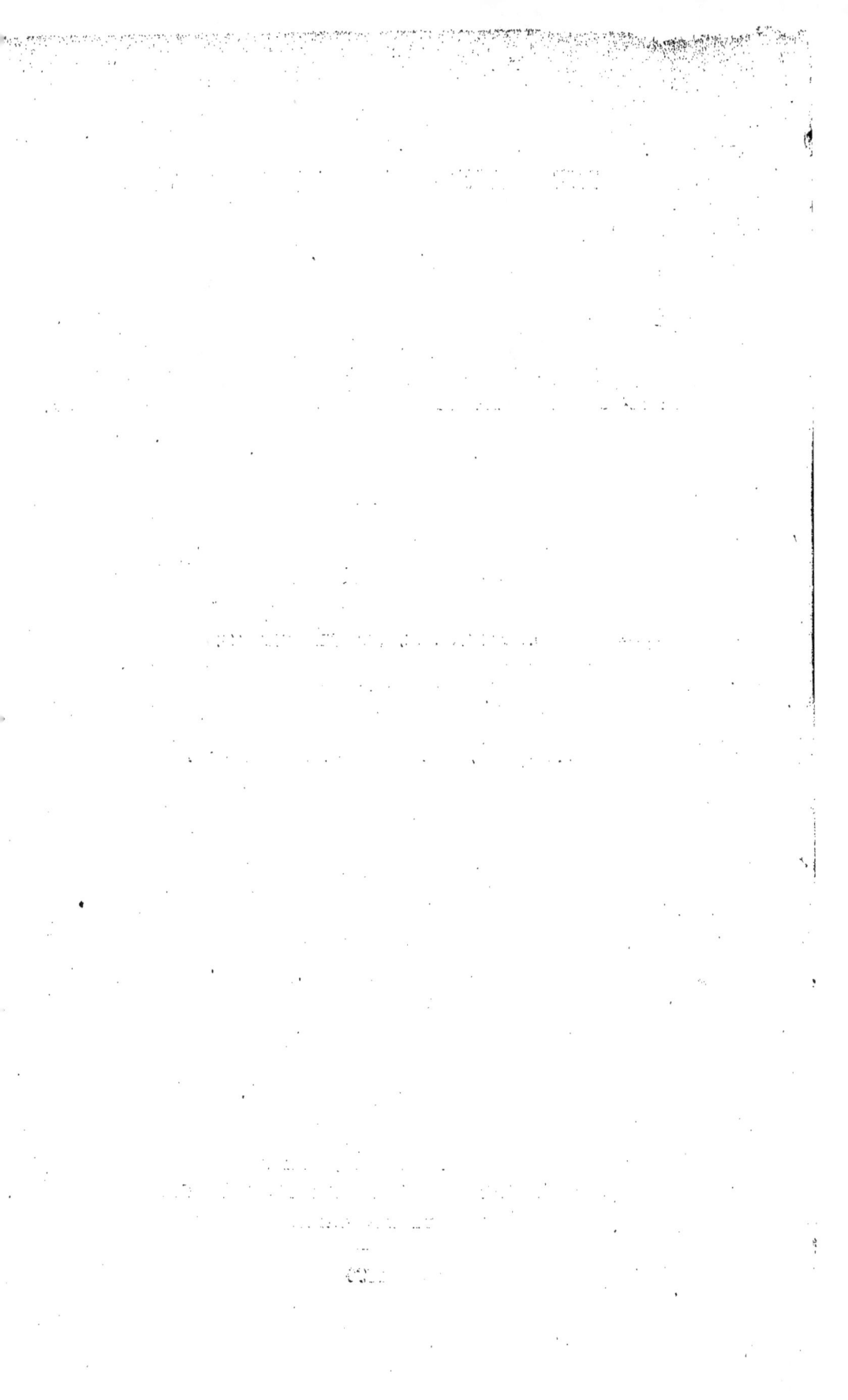

CONTRIBUTION A L'ÉTUDE EXPÉRIMENTALE

DU TRAITEMENT

DES PLAIES PULMONAIRES

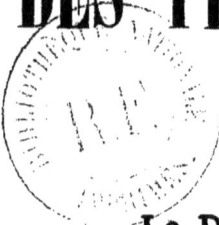

PAR

Le Docteur P. BRUNSCHWIG

Lauréat de la Faculté de médecine
(Troisième année : Médaille d'argent; Quatrième année : Médaille d'argent)
Aide de clinique à la Faculté de médecine (Concours 1892)
Interne provisoire des hôpitaux (Concours 1894)
Préparateur du laboratoire de médecine légale.

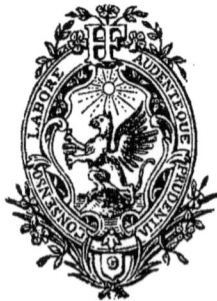

MONTPELLIER
IMPRIMERIE CENTRALE DU MIDI
(HAMELIN FRÈRES)
—
1896

A MON PÈRE ET A MA MÈRE

Faible témoignage de ma reconnaissance
et d'un amour sans bornes.

A MES SŒURS

A MES FRÈRES

P. BRUNSCHWIG.

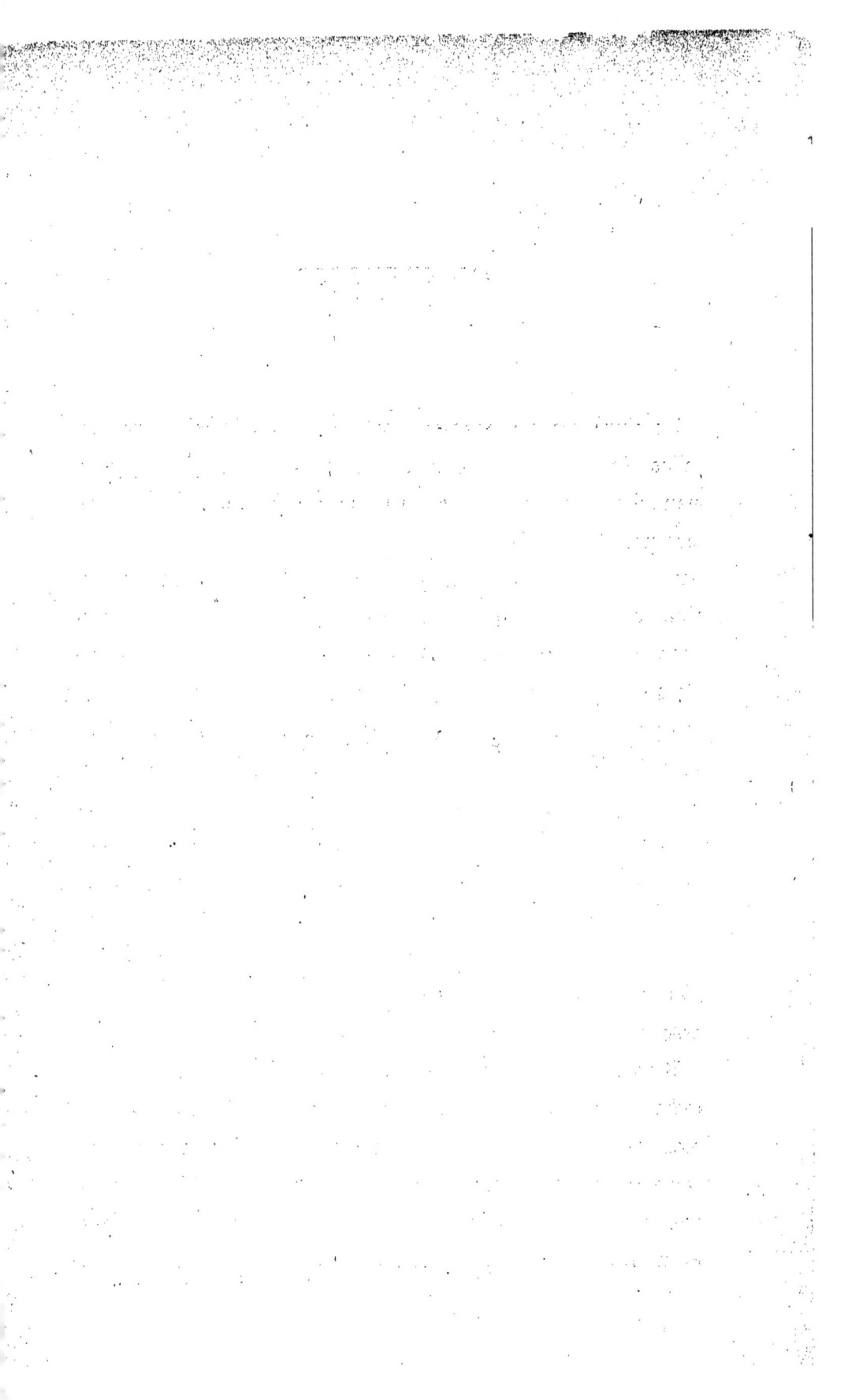

AVANT-PROPOS

La chirurgie du poumon est incontestablement une de celles dont les indications sont les moins précises et dont le manuel opératoire est le moins réglé. La situation et la structure particulière de cet organe font que bien peu d'interventions ont été tentées sur lui, et parmi ces interventions le plus petit nombre seulement a été dirigé spécialement contre l'hémorragie qui est la plus dangereuse complication de ses blessures. Nous n'avons pu relever, en effet, dans toute la littérature médicale que quatre opérations ayant eu pour but spécial l'hémostase directe, alors que nous y trouvons des faits déjà assez nombreux d'extirpations de néoplasmes et d'ouvertures de collections purulentes profondes. S'il paraît excessif et surtout imprudent d'appliquer à la chirurgie de cet organe l'aphorisme de Gluck : « ubi tumor, ibi extirpatio, ubi pus, ibi incisio, ubi hæmorragia, ibi ligatura », il n'en est pas moins vrai qu'il est des circonstances où ces préceptes doivent être suivis.

Il nous a paru intéressant, après avoir cherché à poser les indications, d'ailleurs relativement peu fréquentes, de l'hémostase directe des plaies pulmonaires, de fixer expérimentalement quelques points du manuel opératoire. Ne fournissant aucune observation à l'appui des conclusions que nous avons retirées de nos expériences, nous ne pouvons avoir la prétention de les ériger en principes. Nous serons heureux et suffisamment récompensés si nous avons pu apporter notre appoint, si faible soit-il, à une question encore si obscure de la médecine opératoire.

Arrivé au terme de nos études, il nous est doux de témoigner nos sentiments aux Maîtres qui nous ont instruits.

Parmi tous, M. le professeur agrégé Sarda a surtout droit à notre profonde reconnaissance. Nous n'oublierons jamais avec quelle bonté il a su diriger nos pas, soit à l'hôpital où nous étions successivement son aide de clinique et son interne, soit au laboratoire où nous sommes son préparateur ; pendant tout le temps de nos études, il n'a cessé d'être pour nous le meilleur des Maîtres.

A M. le professeur Estor qui nous a inspiré le sujet de notre thèse, nous adressons tous nos remerciements, pour l'amabilité avec laquelle il a bien voulu nous prodiguer ses conseils.

Enfin nous gardons une vive gratitude à M. le doyen Mairet, à MM. les professeurs Tédenat, Hamelin, Forgue, Ducamp, Gilis, ainsi qu'à MM. les professeurs agrégés Bosc, Galavielle, Vallois et de Rouville.

DU TRAITEMENT

DES PLAIES PULMONAIRES

CHAPITRE I

CAUSES, FRÉQUENCE, VARIÉTÉS DES PLAIES DU POUMON

Les plaies du poumon rentrent dans la catégorie des plaies pénétrantes de poitrine. Leur fréquence est assez grande, et leur traitement a vivement préoccupé les chirurgiens de tous les temps.

Elles sont aussi nombreuses que variées. Nous les partagerons en piqûres, coupures, en plaies par armes à feu, et en plaies à combinaisons associées, c'est-à-dire qui peuvent être à la fois piquantes, coupantes ou contondantes.

Des statistiques rigoureusement établies nous enseignent qu'en temps de guerre, un tiers au moins des blessés relevés sur le champ de bataille présentent des plaies du thorax. Or un petit nombre seulement de ces blessures n'intéressent pas la plèvre et le poumon. Leur fréquence n'étonnera pas, si l'on songe quelle est, proportionnellement aux autres parties du corps, la surface que le thorax expose à l'atteinte des armes de toutes espèces, armes à feu ou armes blanches.

Dans la vie civile, ces traumatismes sont les résultats de tentatives de suicide, ou d'assassinat, de duels ou d'accidents. Les instruments vulnérants les plus fréquemment employés sont les armes à feu de tous calibres, les armes blanches (sabres, épées, couteaux ou poignards), et enfin, plus rarement, interviennent d'autres causes, parmi lesquelles nous citerons les cornes de bêtes.

Grande est donc la variété des blessures qui peuvent être observées. Nos études concerneront exclusivement les plaies pulmonaires, et tout particulièrement celles occasionnées par des instruments tranchants. Nous en éliminerons donc ces vastes plaies contuses qu'occasionnent les éclats d'obus ou tous autres objets animés, soit d'une grande force ou d'une grande vitesse, qui fracassent, broient, écrasent la cage thoracique, au point qu'il ne reste au médecin que le devoir de soulager les dernières souffrances du blessé ; c'est là du reste ce qui arrive le plus souvent pour les blessures thoraciques dues aux armes à feu perfectionnées dont sont munis nos soldats. Nous ne citerons que pour mémoire les plaies du cœur ou des gros vaisseaux, devant lesquelles la thérapeutique n'est que trop fréquemment désarmée. La mort foudroyante survient presque toujours avant même que le chirurgien ait eu le temps de poser son diagnostic. Enfin, c'est affaire de diagnostic de ne pas prendre pour des hémorragies d'origine pulmonaire des écoulements de sang provenant soit des intercostales, soit de la mammaire interne, ou d'autres vaisseaux de la paroi et du diaphragme.

Nous entrons maintenant directement dans le cœur de notre sujet et nous commençons l'étude des plaies du poumon.

Nous partageons celles-ci en plaies superficielles et plaies profondes, chacune de ces divisions comprenant elle-même les plaies larges ou les plaies étroites, telles que les piqûres. Cette division mérite d'être expliquée : Nous savons qu'une des complications les plus redoutables, sinon la plus redoutable de toute plaie pulmonaire, réside dans l'hémorragie qui peut l'accompagner. Or le système vasculaire du poumon est en tous points comparable à un arbre dont le tronc, constitué par les gros vaisseaux du hile, fournirait de grosses branches, qui, dichotomiquement, se partagent en branches de plus en plus petites jusqu'à la périphérie. Là, réduits à l'état de capillaires, les vaisseaux ne sont plus d'un calibre appréciable au point de vue de l'hémorragie.

Si donc l'instrument vulnérant intéresse, même sur une grande étendue, seulement la superficie du poumon, il est facile de concevoir que les vaisseaux sectionnés procureront un écoulement de sang minime, qui sera bientôt arrêté par la rétractilité seule de l'organe ; celui-ci assurera lui-même son hémostase. De même si une pointe fine, étroite, pénètre profondément, en ne faisant que séparer les tissus, sans rencontrer sur sa route aucun vaisseau de quelque importance, nous n'aurons qu'une légère hémorragie, sans conséquences graves. Mais supposons, au contraire, que l'instrument, dirigé vers le hile, sectionne sur son passage les divisions de deuxième et troisième ordre des artères et veines pulmonaires et bronchiques : quoique n'intéressant que des vaisseaux de moyenne grandeur, ceux-ci, accolés aux bronches cartilagineuses et soutenus par elles, ne participent plus au retrait pulmonaire, et l'on comprend que, par ce fait, l'hémostase spontanée ne se fera qu'avec beaucoup plus de difficultés.

Ce sont ces dernières plaies qui nous intéressent tout particulièrement et nous leur consacrerons la plus grande partie de notre travail. Elles donnent lieu à des épanchements sanguins qui peuvent entraîner la mort du blessé, quelquefois en bien peu d'instants.

CHAPITRE II

SYMPTOMES

Avant d'entreprendre l'étude du traitement des plaies pénétrantes de poitrine intéressant le poumon, nous devons en
faire la symptomatologie clinique.

Que la plaie pulmonaire soit superficielle ou profonde, très
grave ou sans danger immédiat, le tableau clinique du début
est à peu près toujours le même.

Le blessé, très abattu, demande à être placé dans une
position intermédiaire entre le décubitus dorsal et la position
assise. Il est pâle, sa peau est couverte d'une sueur visqueuse;
son regard exprime l'angoisse, et sa respiration est courte et
laborieuse ; sa dyspnée est violente, son pouls, serré, rapide,
bat de 120 à 140 fois à la minute ; c'est, on le voit, le tableau
complet d'un état général effrayant. La plaie de la paroi
thoracique peut être large ou étroite : étroite, elle ne laisse
sourdre qu'une petite quantité de sang ; large, nous assistons
au phénomène de la traumatopnée décrit par Fraser, produit
par l'air, qui, en soufflant, rentre et sort de la plèvre à chaque
mouvement respiratoire. Quelquefois la plaie se complique
d'emphysème, rarement le poumon fait hernie au dehors.
Enfin, suivant la gravité de la blessure pulmonaire, le
malade crache du sang et, dans le cas où une grosse artère
et une grosse bronche ont été ouvertes, c'est un flot rouge

qui s'échappe violemment et par sa bouche et par ses narines.

Mais, ce qu'il faut bien savoir, c'est que du simple aspect de l'état général, quelque terrifiant qu'il paraisse, on ne peut guère conclure à la gravité de la blessure pulmonaire. En dehors de l'hémoptysie; il n'y a aucun des phénomènes précédemment énoncés qui permette de dire s'il y a eu, oui ou non, rupture d'un vaisseau important : la plaie de poitrine la plus simple peut s'accompagner des mêmes apparences.

Ce n'est que quelque temps après, alors qu'ont disparu les accidents dus au choc initial, que le chirurgien pourra assurer son diagnostic. Par la palpation, la percussion, l'auscultation des organes respiratoires, il constatera l'existence ou la non-existence du pneumothorax et surtout la présence de l'hémothorax. Son attention sera en éveil s'il constate l'augmentation progressive de ce dernier, en même temps que vont croissant la faiblesse et l'anémie du malade.

Nous voyons qu'en somme les complications immédiates que nous pouvons avoir, sont l'emphysème, la hernie qui est rare, le pneumothorax, soit partiel, soit total, et principalement l'hémorragie interne qui, à elle seule, assombrit sérieusement le pronostic.

A propos du traitement dont nous allons entreprendre l'étude, nous dirons quelques mots des complications tardives. La marche des accidents ultérieurs prend, en effet, une physionomie spéciale, et l'étude de leurs symptômes permet, en se rendant bien compte des lésions, de bien formuler le traitement.

CHAPITRE III

TRAITEMENT

La thérapeutique mise en usage pour les plaies profondes de poitrine en général, et celles du poumon en particulier, comprend : A) le traitement médical ; B) l'immobilisation ; C) l'occlusion antiseptique. Nous ajouterons : D) l'intervention directe.

A) TRAITEMENT MÉDICAL. — Ce traitement, qui s'adresse surtout à l'état général, trouve son indication dans toutes les plaies de poitrine. On soutiendra les forces du blessé en lui administrant la potion de Todd, des boissons alcooliques glacées, des piqûres de caféine et d'éther, ou en lui faisant des injections de sérum artificiel. Des calmants seront prescrits contre la violente dyspnée qui l'oppressera ; s'il y a menace d'asphyxie, on lui appliquera des ventouses et on lui fera respirer des ballons d'oxygène. L'opium, la morphine seront d'un utile secours contre la douleur ; enfin on cherchera à ralentir la circulation et par cela même à modérer l'écoulement du sang, soit par l'administration de la digitale, soit de l'ergotine et de la glace qui sera employée *intus et extra*. Nous reviendrons tout à l'heure sur la saignée au pli du coude et la thoracentèse qu'on peut faire rentrer dans le traitement médical.

B) IMMOBILISATION. — Elle aussi est de mise dans tous les cas, dans toutes les variétés de plaies de poitrine : elle mérite même d'être érigée au début des accidents en véritable ligne de conduite. Non seulement elle évite au malade bien des secousses douloureuses qui pourraient lui procurer quelque danger, mais elle est salutaire, surtout parce qu'elle peut favoriser la formation du caillot destiné à assurer l'hémostase. Aussi fut-elle déjà préconisée par Ambroise Paré, qui recommandait spécialement au blessé qu'il restât « sans toussir, ni cracher, ni grandement haleiner. » De nos jours, Huguet et Péraire font ressortir, avec des observations à l'appui, tout le bénéfice que le chirurgien peut en retirer, et Delorme, dans son *Traité de chirurgie de guerre,* affirme les bons résultats obtenus par l'emploi d'un bandage de corps aussi serré que possible.

L'immobilisation est donc rationnelle : elle doit, à notre avis, être toujours, au début, des plus rigoureuses.

C) OCCLUSION ANTISEPTIQUE. — C'est avec cette partie du traitement que commencent les incertitudes du chirurgien. En présence d'une blessure de poitrine, quelle est la thérapeutique suivie? Que la plaie soit simple ou pénétrante, c'est toujours la même chose : nettoyage des alentours de la plaie au savon, au sublimé, à l'éther, etc., aseptisation correcte et minutieuse de la peau et de l'orifice lui-même, rarement drainage de celui-ci ; le plus souvent, suture des lèvres ou occlusion, si elle est petite, avec un peu de gaze et de collodion iodoformé. Traitement médical, immobilisation dans un bon bandage, et tout est dit : il ne reste qu'à attendre les événements. Or trois cas peuvent se présenter :

1º La plaie du poumon est superficielle ou profonde, mais l'hémorragie qui l'accompagne est nulle ou insignifiante.

2º Il y a une hémorragie, mais elle s'arrête et se limite : c'est un hémothorax constitué.

3º L'hémorragie se fait dans la plèvre, mais au lieu de se

limiter, l'hémothorax ne fait qu'augmenter : tout le sang du blessé menace de se déverser dans cette séreuse.

Étudions l'un après l'autre ces trois cas :

1° *La plaie du poumon est superficielle ou profonde, mais l'hémorragie est nulle ou insignifiante.*

Il est certain que ce cas, le plus fréquent, est aussi le plus bénin. En effet, l'occlusion étant faite, l'état général, alarmant au début, ne tarde pas à s'amender, car le pouls reprend son rythme normal, la dyspnée se calme, et le malade se relève rapidement. Il se trouve alors dans les meilleures conditions pour lutter contre les complications inflammatoires, si ces complications se produisent. Souvent elles ne se produisent pas ; mais, si l'auscultation révèle au chirurgien tous les signes de la pneumonie traumatique, due à l'infection pulmonaire, si avec de la matité à la percussion, il perçoit à l'auscultation du souffle, de crépitants et sous-crépitants, si même surviennent les signes du pyothorax, œdème thoracique, circulation veineuse souscutanée, et signe de Baccelli, le chirurgien devra momentament céder la place au médecin. Ces complications tardives sont heureusement peu fréquentes. L'occlusion immédiate est donc dans ce cas, le traitement absolument indiqué, même quand un pneumothorax complique la situation.

2° *Il se fait dans la plèvre un hémothorax plus ou moins considérable, mais qui se limite : c'est un hémothorax constitué.*

L'occlusion antiseptique de la plaie est ici encore de rigueur. Nous constatons, en auscultant le blessé à différents intervalles, de demi-heure en demi-heure, par exemple, que l'épanchement sanguin pleural s'est arrêté dans sa progression ascendante : les sources de l'hémorragie se sont donc fermées. Que va devenir cet épanchement et quelles conséquences aura-t-il pour le blessé ? Deux cas méritent d'être pris en considération :

a) L'instrument vulnérant n'a introduit aucun microorganisme dans la plèvre, et l'épanchement sanguin est aseptique. Le caillot va se rétracter, s'organiser, ainsi que nous l'apprennent la thèse de Ch. Nélaton et les expériences de Trousseau et Leblanc. Le blessé en sera quitte pour guérir, en gardant dans sa plèvre quelques adhérences peu gênantes.

b) L'épanchement sanguin, l'hémothorax constitué renferme des microorganismes, pour lesquels il va faire office de ·bouillon de culture. Peu de temps après la production de la plaie survient une période de rémission, de bien-être ; la respiration est, en effet, plus simple, la dyspnée diminue, la fièvre, tout en étant élevée, ne tourmente pas le malade, qui ne s'affaiblit plus, l'hémorragie qui s'est faite dans la plèvre est arrêtée depuis longtemps. Tout d'un coup surviennent les signes de l'infection, la température remonte et le thermomètre marque 40°, l'oppression devient extrême, la respiration entrecoupée, la face pâle est quelquefois cyanosée, asphyxique, les extrémités deviennent froides, le teint terreux, subictérique, des frissons surviennent, la douleur de côté est violente: les accidents arrivent à leur summum. Puis une vomique de pus se produit, ou un abcès se fait jour à la paroi thoracique: c'est que la collection sanguine, l'hémothorax constitué, enkysté, est arrivé à suppuration. Le traitement à instituer alors est celui de la pleurésie purulente, de l'empyème.

Ainsi donc, dans cette seconde catégorie de faits, quand l'hémothorax est constitué, les dangers de l'hémorragie sont conjurés ; seuls, ceux de l'infection sont à craindre. Ici encore, l'occlusion antiseptique est donc le vrai traitement du début.

M. Georges Boignard, dans sa thèse inaugurale, conseille · de faire toujours l'examen bactériologique du liquide épanché dans la plèvre, à la suite d'une plaie pénétrante de poitrine,

2

« seule façon sûre, dit-il, de contrôler sa septicité, étant donné que la fièvre peut exister dans les cas aseptiques. » C'est là un moyen qui est, évidemment, recommandable, à la condition que l'on n'ait plus à craindre le retour de l'hémorragie pulmonaire ; une ponction avec une seringue le Pravaz, faite suivant toutes les règles de l'antisepsie, ne nous paraît devoir entraîner aucune conséquence fâcheuse. Si le liquide est aseptique, on pourra le laisser se résorber, et laisser au caillot le soin de s'organiser. Si, au contraire, le liquide, retiré et ensemencé, donnait lieu à des cultures, on chercherait, par une pleurotomie ou par une ponction, à l'éliminer et à faire très soigneusement des lavages antiseptiques faibles.

3° *L'hémothorax, au lieu de se limiter et de se constituer, persiste à augmenter, et le sang, plus ou moins rapidement, continue à s'écouler du poumon dans la cavité pleurale.*

L'occlusion antiseptique ayant été faite, on a immobilisé le blessé, on lui a administré le traitement médical et tous les réconfortants nécessaires. Cependant, le premier moment de stupeur est passé, mais la dyspnée ne diminue pas, la fièvre persiste, et les forces ne semblent pas devoir revenir ; tout au contraire, la faiblesse va toujours croissant. A la percussion et par l'auscultation l'on s'aperçoit que le niveau de l'épanchement n'est pas resté stationnaire, il paraît augmenter au contraire, quelquefois avec rapidité. C'est que l'hémothorax n'a plus répondu aux espérances que l'on fondait sur lui. S'il est vrai que, souvent, il exerce sur le poumon une compression suffisante pour assurer l'hémostase, s'il est rationnel de penser que, par ce mécanisme, un écoulement sanguin venant de quelques petits vaisseaux peut être arrêté, il n'en est pas moins vrai aussi que souvent ce but n'est pas atteint. Il est, en effet, des plaies pénétrantes du poumon qui intéressent les vaisseaux de moyenne grandeur, accolés aux branches cartilagineuses et soutenus par elles ; ceux-ci ne participant pas, par ce fait, au retrait pulmonaire, perdent le bénéfice du pneumothorax et de l'hémothorax, et, par conséquent, de toute hémostase spontanée.

La mort alors vient lentement ou presque foudroyante, suivant la rapidité de l'hemorragie elle-même. Le blessé succombe à la saignée et aussi à l'asphyxie; il ne faut pas oublier, en effet, que, l'élasticité des parois thoraciques ayant une limite, l'air et le sang, ou le sang seul, contenus dans la plèvre, vont arriver à une pression telle, que le malade ayant tous ses organes thoraciques comprimés, doit forcément succomber, soit à l'asphyxie, soit à la syncope. Sans compter que ces phénomènes sont augmentés encore par ce fait, qu'à la suppression des fonctions pulmonaires d'un côté, vient s'ajouter la gêne causée par l'afflux dans l'autre poumon, du sang de l'artère pulmonaire destiné au poumon rétracté.

Devant ces complications, il est vrai, le chirurgien ne reste pas impassible et il a songé à y rémédier. Ici peut se discuter l'opportunité de la saignée locale ou générale, de la thoracentèse et de la réouverture de la plaie.

La saignée au pli du coude n'a plus qu'un intérêt historique : il est, en effet, bien peu rationnel de songer à tarir la source pulmonaire en favorisant l'écoulement du sang par la veine céphalique : de plus, nous citerons à ce propos l'opinion très juste de Forgue et Reclus, qui écrivent dans leur *Traité de thérapeutique chirurgicale* les lignes suivantes : « Nous savons que l'hémorragie appelle l'hémorragie par dyscrasie progressive. Que, de cette façon, on obtiendra la syncope. Mais c'est la plus périlleuse des hémostases. Loin de débiliter le blessé, il faut le mettre en état de vigoureuse défense : si quelques jours plus tard la septicémie pleurale éclate, où trouvera-t-elle un organisme résistant et capable d'en faire les frais ? »

Pour ce qui concerne la thoracentèse et la réouverture de

la plaie, nous demandons la permission de relater l'observation de Nélaton, rapportée au neuvième Congrès de chirurgie
par le Dr Michaux qui s'exprime en ces termes : « Je livre à
la méditation de ceux qui seraient tentés de dire qu'une simple
évacuation de l'épanchement sanguin peut suffire, l'observa·
tion suivante que j'emprunte textuellement à la thèse de
Nélaton :

« C'était pendant le siège, en 1870 ; un jeune garçon de dix huit ans
fut apporté à l'ambulance où je me trouvais : il venait de recevoir un
coup de couteau. L'instrument avait été enfoncé dans le dos. Le
blessé était en proie à une dyspnée extrême. On l'examine aussitôt et
l'on reconnut les sigues d'un épanchement énorme, déterminant des
accès de suffocation tels, que l'indication parut évidente d'évacuer la
plèvre le plus tôt possible. La blessure avait eu lieu vers cinq ou six
heures du soir. Mon père envoya aussitôt chercher un trocart de
Reybard, et fit à dix heures une ponction qui donna issue à un litre
environ de sang. Les accès de suffocation ne furent calmés que pour
quelques instants et quelques heures plus tard, le malade mourut.
L'autopsie ne fut malheureusement pas faite. »

Ce résultat ne paraît pas étonnant, car « on comprend facile-
lement que ces interventions renouvellent chaque fois les
conditions d'existence de l'aspiration thoracique, et par consé·
quent sollicitent l'hémorragie. » (L. Ducerf).

Ainsi donc, pour rémédier à des accidents asphyxiques
menaçants, il nous semble que la ponction d'un hémothorax
n'est justifiée qu'à la condition d'être persuadé que les sources
de l'hémorragie pulmonaire sont taries. Pour cela, il est
nécessaire que la thoracentèse soit faite seulement quelques
jours après le traumatisme. Lesdos, dans sa thèse inaugu·
rale a réuni bien des cas de thoracenthèse pratiqués avec
succès dans des faits semblables. Mais c'est qu'alors les accidents asphyxiques sont provoqués, non plus par un retour de

l'hémorragie, mais par un apport de sérosité pleurale. Cela
est un fait acquis.

« Mais, écrivent Forgue et Reclus, si le pouls faiblit de
plus en plus, que faire? Fermer, c'est reproduire la compression, rouvrir, c'est abandonner le blessé à l'hémorragie
terminale. Mourir saigné ou asphyxié, le malade n'a plus que
l'embarras du choix. » C'est dans cet embarras que sont morts
bien des blessés dont les observations ne manquent pas dans
la littérature médicale. Nous en citerons trois que nous trouvons toutes résumées dans la thèse de Louis Ducerf :

A) Dans l'observation de Panas, citée par Nélaton, il s'agit d'un
homme qui succombe au bout de treize jours, aux accidents provoqués par une plaie pénétrante du poumon, compliquée d'épanchement
sanguin. Dans les détails relatifs à l'autopsie, nous lisons : « Cette
plaie divise des bronches volumineuses de troisième ordre seulement,
et des grosses ramifications vasculaires, ce qui explique l'hémorragie
abondante ».

B) Dans l'observation du Dr Grall, citée par Gouzien et Nimier, il
s'agit d'un lieutenant de la légion étrangère, qui reçoit une balle
dans la poitrine, et qui meurt le quatrième jour, avec tous les signes
d'une hémorragie interne.

A l'autopsie, on ne constate point d'adhérences de la plèvre à la
paroi thoracique, mais on trouve un abondant épanchement de sang
dans la cavité pleurale. Le projectile a atteint une branche de troisième ordre de l'artère pulmonaire.

C) Dans le travail de P. Wagner, sur les blessures par armes à feu
en temps de paix, on peut lire la relation d'une autopsie constatant
encore la lésion d'un vaisseau de cette importance ayant entraîné la
la mort douze heures après.

L'hémothorax peut donc jouer un rôle salutaire et providen-
tiel en faisant office de tampon à une hémorragie qui a ses
origines dans le poumon, malheureusement il entraîne quelquefois aussi des conséquences funestes.

La mortalité des gros hémothorax, lisons-nous en effet dans

la thèse de Ch. Nélaton, est environ de la moitié des cas. A côté de neuf observations de plaies pénétrantes du thorax sans complication d'épanchement sanguin, on y trouve quatorze observations de plaies de poitrine avec hémothorax et huit morts. « Sur vingt décès, nous dit Nimier, sept se sont produits par le fait de l'hémorragie, et dans les cinq jours consécutifs à la blessure. » « En admettant que le chiffre de la moitié des cas, donné par Nélaton, soit exagéré, il n'en demeure pas moins que les gros hémothorax sont très souvent mortels et que dans ces conditions, on a le droit pour ne pas dire le devoir, de tenter une action chirurgicale. » (Michaux).

Or n'est-il pas permis de s'étonner après cela que c'est précisément l'hémothorax que l'on recherche dans un but thérapeutique, que c'est sur sa formation que compte le chirurgien pour arrêter une hémorragie pulmonaire et tarir une source d'où, avec le sang, s'échappe la vie du malade ? Cet espoir est malheureusement très souvent déçu. Deux cas seulement d'intervention directe étaient cités par Reclus dans son rapport si documenté du Congrès de 1895. Michaux apportant une troisième observation, s'exprime en ces termes: « N'est-il pas inouï, à cette époque où toutes les audaces chirurgicales sont pour ainsi dire permises, de ne trouver dans un rapport aussi détaillé que celui de M. Reclus que deux faits d'intervention de ce genre, le cas d'Omboni et celui du professeur Delorme ! » Un seul fait, le sien, vient donc se joindre à ceux-ci.

De tout ce que nous venons de dire, nous pouvons tirer les conclusions suivantes : c'est qu'il est des plaies du poumon, compliquées d'hémorragie, auxquelles suffisent comme thérapeutique le traitement médical, l'immobilisation et l'occlusion antiseptique. Ces faits sont heureusement les plus nombreux ; à tous ceux-là, il faut adapter dans le sens le plus absolu le précepte de Dupuytren : « Une blessure de poi-

trine ne doit jamais être soudée. » Toute recherche inutile
doit être prohibée, aussi bien qu'a été exclue de la trousse
du médecin la sonde de poitrine destinée à ces recherches, et
dont l'emploi entraînait des conséquences déplorables.

Mais, par contre, « quand une plaie pénétrante de poitrine,
s'accompagne d'un hémothorax menaçant pour la vie du
blessé, on doit, de préférence à tout autre moyen, l'arrêter
par la ligature du vaisseau lésé, quand elle est praticable »
(Nimier). Telle est aussi l'opinion de Reclus, qui, faisant allu-
sion à l'observation de Michaux, ajoute « que la chirurgie
du poumon est appelée à donner des résultats importants, et
à sauver la vie du blessé par l'hémostase directe de la plaie
pulmonaire. » A notre tour, nous concluerons en adoptant la
maxime suivante de Baudens : « C'est à tort qu'on conseille
de fermer la plaie dans tous les cas, pour forcer le sang à
s'épancher dans le thorax : ce moyen ne doit être considéré
que comme un pis aller, une dernière ressource. »

Nous ne saurions donc être aussi pessimiste que l'ont été
Péan et Thomas Jonnesco, lorsqu'ils se sont élevés énergi-
quement contre toute intervention. Ce n'est pas à nous qu'il
convient d'apprécier l'opinion de ces chirurgiens compétents ;
cependant il nous semble que tous les raisonnements ne peuvent que s'incliner devant les faits quand ceux-ci sont probants ; or, des faits probants, nous en avons, et qui doivent
entraîner la conviction.

CHAPITRE IV

STATISTIQUE

Il est vrai de dire que cette intervention n'est justifiée que dans la petite minorité des plaies du poumon. Les statistiques que nous possédons ne sont pas du tout explicites au sujet de la proportion des cas dans lesquels il y aurait indication à tenter chirurgicalement l'hémostase directe. Les chiffres fournis par les divers ouvrages ont le tort de comprendre en bloc les hémothorax suivis de mort, provenant de toutes les plaies de poitrine, quels qu'aient été les organes atteints. Nélaton, en effet, à côté de neuf observations de plaies pénétrantes du thorax, sans complication d'épanchement sanguin, donne 14 observations de plaies de poitrine avec hémothorax et 8 morts. Dans le même auteur, sur un total de 94 faits compliqués d'hémothorax, à côté de 22 cas de guérison naturelle, nous trouvons 20 cas ayant nécessité l'empyème ou la thoracentèse, avec 4 morts, et 44 ayant déterminé directement la mort, 5 fois par lésion de l'intercostale et de la mammaire interne, 4 fois par l'hémorragie interne, 6 fois par lésion d'un gros vaisseau, 16 fois, enfin, l'origine n'est pas notée. Ainsi donc, nous trouvons que la mortalité des gros hémothorax est environ de la moitié des cas, mais nous ignorons quelle est la proportion des décès qui reviennent exclusivement aux hémothorax d'origine purement pulmonaire.

Il nous a paru intéressant d'établir, au point de vue expérimental, une statistique comblant cette lacune. Malheureusement, au moment où nous avons entrepris nos expériences, il nous a été fort difficile de nous procurer autant de chiens que nous l'aurions désiré : cette pénurie d'animaux a forcément imposé des limites à nos recherches.

Nous nous sommes placé, dans la mesure du possible, dans les conditions qui approchaient le plus de la réalité. Les plaies pulmonaires étaient faites à travers la paroi thoracique et sans aucune mesure d'antisepsie. De plus, pour que nos faits fussent bien comparables entre eux, nos expériences ont toujours été conduites suivant la même manière. Nous avons rigoureusement fait à tous nos animaux la même plaie, au même point, à la même profondeur et avec le même instrument. Bien entendu, la blessure faite, notre thérapeutique consistait simplement en un pansement occlusif antiseptique, à l'aide de coton hydrophile et de collodion iodoformé.

Le nombre des côtes du chien étant en quantité variable, nous avons choisi comme point fixe de pénétration de l'instrument, sur le côté droit du thorax, le point d'intersection de la ligne axillaire avec l'espace intercostal que nous trouvons être le quatrième, en comptant vers en haut, à partir de celui qui correspond à la base de l'appendice xyphoïde. Les autopsies nous ont démontré ensuite que presque chaque fois nous avions pénétré dans le quatrième espace intercostal.

L'instrument dont nous nous sommes servi pour nos expériences est un simple couteau interosseux, très long, large de 17 millimètres, ayant deux tranchants et une pointe bien acérée ; cette lame répondait entièrement à nos besoins. Nous la faisions pénétrer dans l'espace intercostal d'un mouvement sec, obliquement vers la colonne vertébrale et dans la direction du hile pulmonaire : sa course était limitée à 8 centimètres pour les chiens de grosse taille et à 6 centimètres pour les autres.

Ces expériences ont porté sur sept chiens. Les voici :

Expérience I. — Le 11 mai. Poids : 32 kilos. Gros chien, attaché solidement sur le dos, les membres en extension complète. Nous pénétrons au point indiqué d'un mouvement brusque, à la profondeur de 8 centimètres. L'air pénètre dans la plèvre avec un léger sifflement au moment où nous retirons le couteau.

Léger écoulement de sang. Suture de la plaie avec trois fils de soie. Gaze et collodion iodoformé. Ni toux, ni hémoptysie. L'animal, détaché, paraît ivre. Respiration 32. Il fait quelques pas, puis il se couche sur le côté gauche.

Six heures après, au moment où nous l'examinons de nouveau, il fait quelques respirations rapides et profondes et meurt.

AUTOPSIE. — Vaste épanchement sanguin dans la plèvre : le caillot seul pèse 550 grammes. La plaie est sur le lobe supérieur du poumon, à 2 centimètres au-dessus du pédicule. Une artère de second ordre, avec une bronchiole, ont été sectionnées. Aucun autre organe que le poumon n'a été atteint.

La mort est due à l'hémothorax.

Expérience II. — Le 12 mai. Poids : 19 kilos. Même blessure, avec 6 centimètres seulement de pénétration. Nous suturons la plaie qui saigne un peu. Pansement au collodion iodoformé. Nous ne notons aucun phénomène particulier, sauf une légère dyspnée.

Au quatrième jour, la température rectale arrive à 39°2, puis redescend à la normale.

Le 27 mars, quinze jours après, le chien est tué par piqûre du bulbe.

AUTOPSIE. — Plaie extérieure cicatrisée. Légère ecchymose sous-cutanée. Plèvre lisse partout, sauf au niveau de la cicatrice qui est linéaire et indurée. La plaie pulmonaire est visible au milieu du lobe supérieur, sous l'aspect d'une ligne bleutée. Tout autour, le poumon présente une légère congestion. La cicatrice se poursuit dans le poumon sous forme d'une travée fibreuse.

Expérience III. — Poids : 21 kilos. Même blessure. Suture, puis pansement occlusif au collodion iodoformé. Dyspnée. Au cinquième jour, la température monte à 39°6, puis retombe à peu près à la normale. Abattu, le 27 mai, onze jours après, par section du bulbe.

AUTOPSIE. — Plaie de la peau guérie. Grande ecchymose longitudinale sous les muscles pectoraux. Sur la plaie pariétale, nodule cicatriciel rouge, linéaire. Sur le poumon, cicatrice fibreuse à la section, entourée d'une zone congestionnée du parenchyme. Cette cicatrice fibreuse frôle profondément une bronche et un vaisseau, qui, s'il avait été atteint, aurait procuré certainement une forte hémorragie. Adhérences jeunes à la base.

Expérience IV. — Le 16 mai. Poids : 14 kilos. La même plaie donne issue à une forte hémorragie, qui est arrêtée par quatre points de suture à la soie. Pansement au collodion iodoformé. Forte dyspnée qui ne dure pas. La température des jours suivants ne dépassa pas 38°9, elle devint à peu près normale à partir du sixième jour.

L'animal est abattu, le 30 mai, quatorze jours après, par section du bulbe.

AUTOPSIE. — Plaie de la peau guérie. Quelques adhérences réunissent les feuillets pleuraux à la base. Sur la plèvre pariétale, cicatrice linéaire dure, épaisse. Celle du poumon, située sur le lobe supérieur, est entourée d'une zone inflammatoire. A la section nous trouvons un petit caillot de sang.

Le poumon gauche est congestionné, mais surtout son lobe inférieur.

Expérience V. — 18 mai. Poids : 5 kilos. La blessure donne lieu à une assez forte hémorragie. Dyspnée. La température atteint 39° au second jour, puis retombe à peu près à la normale.

Abattu, le 30 mai, douze jours après. La plaie cutanée est cicatrisée. Quelques adhérences dans la plèvre, à la base. Congestion légère du poumon, autour de la cicatrice.

Le poumon gauche est vivement congestionné par îlots disséminés.

Expérience VI. — Le 18 mai. Poids : 14 kilos. Même plaie. Hémoptysie peu importante et dyspnée légère. Pas d'autres complications. La température ne dépasse pas 38°5. Abattu, le 30 mai, douze jours après.

Autopsie. — Plaie de la peau à peu près guérie. Cicatrice rouge sur la plèvre pariétale. Au milieu du lobe supérieur, ligne cicatricielle, épaisse, fibreuse, s'arrêtant dans la profondeur au niveau d'une grosse bronche. Pas de caillots, pas d'adhérences.

Expérience VII. — Le 18 mai. Poids : 6 kilos. Même blessure. Nous ne pouvons empêcher un peu d'air de pénétrer dans la plaie. Suture et pansement au collodion iodoformé. Forte hémoptysie, toux, hoquet. L'animal paraît très abattu, mais la température ne dépasse pas 38°9 les jours suivants ; elle retombe à peu près à la normale à partir du cinquième jour.

Le 30 mai, douze jours après, mort par piqûre du bulbe.

La plaie de la peau est cicatrisée. Dans la plèvre un peu de liquide sanguinolent avec adhérences à la base. Sur la plèvre pariétale, nodule cicatriciel épais, de même sur le poumon, qui est congestionné tout autour.

Nous constatons donc que, sur sept expériences, une seule fois nous avons obtenu la mort de l'animal au bout de six heures, à la suite d'une plaie profonde du poumon. Cette observation I est intéressante, car elle nous démontre par l'autopsie combien eût été inutile une ponction faite pour parer à l'asphyxie. Malgré la rétraction du poumon, l'artériole sectionnée était, en effet, restée béante, et eût certainement continué à déverser tout le sang de l'animal dans la cavité pleurale. Elle nous montre aussi combien l'attitude de l'animal indiquait qu'il succombait à l'anémie provoquée par l'hémorragie interne. Seul, le n° 7, chez lequel nous avons obtenu un hémothorax léger, présentait après la blessure un affaiblissement persistant jusqu'au lendemain. Tous les autres, le premier moment de stupeur passé, revenaient rapidement à l'état normal.

Les cas d'hémothorax mortels, même à la suite de plaies pulmonaires profondes, paraissent donc être relativement rares. Sur sept expériences, nous n'avons pu obtenir qu'un seul fait probant. C'est là aussi la proportion qui nous paraît devoir être la vraie pour les plaies du poumon en général. Il en ressort donc encore une fois, qu'au moins six fois sur sept, celles-ci devront guérir par la seule occlusion antiseptique. L'intervention directe, très peu fréquente, demandera donc des indications précises. Ces indications nous les examinerons dans le chapitre suivant.

Mais auparavant, une remarque intéressante nous paraît devoir être faite au point de vue du traitement médical. Dans presque toutes nos expériences, nous avons trouvé, en dehors de la congestion inflammatoire du poumon blessé, de nombreux et grands îlots de congestion violente dans celui du côté opposé. Quelle qu'en soit la cause, qui nous paraît devoir être attribuée à l'afflux sanguin apporté soudainement dans ce poumon, à la suite de la suppression subite des fonctions du poumon blessé, cette donnée mérite d'être prise en considération par le médecin, dont l'attention ne devra pas être absorbée par le seul côté du thorax qui a été atteint.

CHAPITRE V

INDICATIONS OPÉRATOIRES

Il nous reste donc à poser les indications opératoires, et à dire quels sont les signes certains auxquels le chirurgien devra obéir pour se décider à aller tenter l'hémostase directe. Il nous est très difficile de les établir d'après les observations cliniques, dont le nombre est encore bien insuffisant. Michaux, après avoir rapporté son fait personnel, s'exprime à ce sujet dans les termes suivants : « Ce n'est pas avec un fait, si heureux qu'il soit, qu'on peut poser ces indications : tout au plus m'est-il permis d'indiquer les signes qui m'ont conduit à intervenir.

» Ces signes sont locaux et généraux : c'est à dessein que je place en première ligne les signes locaux : il est nécessaire que l'épanchement se traduise par des signes incontestables (matité étendue, absence de vibrations thoraciques, égophonie); il faut que cet épanchement soit récent, qu'on soit appelé auprès du blessé dans les vingt-quatre ou trente-six premières heures. Il faut, en outre, que l'état général soit en rapport avec cet épanchement, il faut que la pâleur, l'anxiété, la faiblesse du pouls traduisent la grandeur de la perte du sang ; il faut que la gêne respiratoire soit grande. Si l'hémorragie ne paraît pas trop intense, on peut à la rigueur attendre une heure ou deux, et voir si les signes vont en diminuant ou en augmentant; cette observation attentive est toujours d'un grand secours, et j'en ai bien des fois tiré grand profit, en ayant soin, bien entendu, qu'il n'y ait pas péril en la demeure, et que la marche première des choses ne commande pas une intervention immédiate.

» Sans doute, on rencontrera des cas d'interprétation difficile, où le tempérament chirurgical de chacun entrera grandement en ligne de compte ; mais, à mesure que des faits nouveaux seront publiés, la lumière se fera plus grande et les indications seront posées par les faits avec une netteté qui ne prêtera plus à la discussion. »

C'est donc quand, dans les heures qui suivent la blessure, le malade s'affaiblit de plus en plus, c'est quand l'hémothorax paraîtra vouloir augmenter toujours, quand aux symptômes vulgaires des traumatismes de poitrine (syncope, dyspnée, pâleur de la face, fréquence du pouls, hémoptysie) viendront s'ajouter ceux de l'asphyxie menaçante et d'une anémie rapidement progressive, que sera posée bien nettement l'indication d'opérer.

En résumé, dit Quénu, « l'opération n'est à conseiller que si l'on a la certitude que l'épanchement intrapleural ne se limite pas et s'augmente sans cesse. »

CHAPITRE VI

OPÉRATIONS DÉJA FAITES. — OBSERVATIONS

Donc, tout en paraissant devoir être indiquée assez rarement, l'intervention est cependant quelquefois le seul moyen qui reste au chirurgien pour sauver la vie de son malade. Des observations probantes démontrent, en effet, qu'elle reste la seule ressource rationnelle en face d'un blessé pour qui tous les autres moyens thérapeutiques ont été épuisés et qui menace quand même de succomber à l'hémorragie.

Or il était permis de se demander si, à l'égal des autres tissus de l'économie, le parenchyme pulmonaire était impunément accessible aux instruments de l'opérateur. Nous trouvons dans la littérature médicale des interventions déjà nombreuses dues, soit à l'expérimentateur, soit au chirurgien.

Les pneumotomies et pneumectomies, faites par celui-ci, lui ont permis d'aller à la recherche de foyers purulents et gangréneux, placés profondément dans l'organe respiratoire et d'en enlever aussi les néoplasmes. Nous relaterons, entre autres, celles faites par Mosler (de Greisswald) (1873), W. Koch (de Dorpat), E. Bull (de Christiania), Cartaz, Antony Milton (de Georgia) (1877), qui réséqua les deux cinquièmes d'un lobe pulmonaire envahi par un néoplasme, celle de Ruggi (de Bologne), qui, sans succès du reste, réséqua des sommets tuberculeux, ce en quoi il fut imité par Krönlein, Block, Omboni, Desmons, Delagénière (du Mans) et Lowson. Enfin,

nous n'oublierons pas de citer en dernier lieu les résultats re-
marquables obtenus par Tuffier, qui, par deux fois, a fait,
avec un plein succès, la résection du poumon, l'une en 1890,
pour une hernie irréductible, l'autre, en 1891, chez un jeune
homme de dix-huit ans, pour tuberculose du sommet.

Parmi les expérimentateurs, nous nommerons Glück, Marcus (de Jassy), Block, Schmidt, Biondi, Willard (de Philadel-
phie) et enfin, plus récemment, Omer Chewki, qui est parvenu à réséquer, chez un chien, un poumon entier.

Or, parmi tous ces chirurgiens, il est fort remarquable que
nous n'en trouvions aucun qui ait eu pour but spécial d'aller
arrêter une hémorragie pulmonaire. Si tous ont osé aller à la
recherche de foyers purulents ou de néoplasmes intra-pulmo-
naires, tous ont — chose étonnante — presque toujours reculé
devant les hémorragies de cet organe. Peut-être en trouve-
rons-nous l'explication en ce que l'opération était faite, non
plus dans un tissu pulmonaire normal, mais dans un parenchyme profondément modifié par le processus inflammatoire.

Nous trouvons cependant dans la science quatre cas nets
d'intervention pour des plaies du poumon s'accompagnant
d'hémorragies graves. Ce sont les faits de Omboni (de Cré-
mone), celui du professeur Delorme, celui de Michaux et enfin
celui de Quénu; ils ont été communiqués au Congrès de chirurgie de l'année 1895. Nous ne pouvons résister à l'envie de
citer ces observations très intéressantes. Les voici :

Observation de Omboni. — Un jeune homme reçoit un coup de
feu dans la poitrine, à gauche; le sang coule à flots et l'hémorragie
menace d'emporter le malade. On pratique une incision de treize
centimètres sur le milieu du troisième espace intercostal, correspondant à la blessure, en dedans de l'aisselle; on ouvre la plèvre dans
toute l'étendue de la plaie où l'on voit bouillonner le sang. Omboni
y introduit la main, et saisit l'extrémité antéro-supérieure du lobe
perforé par le projectile. A ce niveau, l'opérateur passe une aiguille

3

armée d'un double fil de catgut, grâce auquel il fait deux ligatures au-dessus desquelles il excise le lambeau blessé. Le poumon est alors refoulé dans le thorax. Opération semblable sur l'extrémité antéro-externe du lobe inférieur et saignant, contiguë au péricarde et au diaphragme. Le jeune homme survécut sept jours et paraît avoir succombé à pyohémie.

Observation de Delorme. — Dans le courant de l'année dernière, un officier droitier se porta dans la région du cœur quatre coups vigoureux et pénétrants d'un couteau à amputation à double tranchant qu'il avait acheté au Quartier Latin. Il est relevé exsangue et transporté, de l'établissement de bains où la tentative de suicide avait eu lieu, à l'hôpital du Val-de-Grâce, dans le service de mon collègue et ami M. le professeur Robert. Il se relève lentement, difficilement de son anémie traumatique. Mon collègue, suivant les indications classiques, pratique chez lui l'occlusion de la poitrine et l'antisepsie de la plaie. Le lendemain, le pansement et le lit sont souillés par du sang rutilant ; une nouvelle hémorragie extérieure, peu abondante, s'est produite.

Le surlendemain, nouvelle hémorragie légère dans la journée. Mon collègue me demande conseil, au besoin mon assistance. Je lui propose d'ouvrir sur l'heure un volet thoracique, d'aller à la recherche du ou des vaisseaux qui donnent et d'assurer une hémostase directe, et je lui fais remarquer que la rétraction du poumon par l'air qui s'échappait avec force des plaies ou que sa compression par le sang épanché ne pouvaient faire craindre les dangers, peut-être exagérés, du pneumothorax total. Moins confiant que je l'étais dans le procédé nouveau que je lui préconisais, il continue l'occlusion. Le soir, à six heures, nouvelle hémorragie plus abondante, le pouls est filiforme, la respiration rapide, large et bruyante. Le blessé est exsangue, en imminence de syncope ; l'intervention est urgente. Appelé sur le-champ, mon collègue fend largement l'espace intercostal correspondant à la plaie la plus étendue, constate que l'hémorragie est intrathoracique, et malgré la longueur de l'incision, moins heureux qu'Omboni, il voit, pendant les efforts d'expiration, sans pouvoir la saisir et l'oblitérer, une plaie par laquelle s'échappe avec bruit une colonne d'air et de sang. Une bronche et ses vaisseaux satellites ont donc été atteints. Appelé, j'accours assister mon collègue, et, séance tenante, en quelques minutes, nous ouvrons un large volet thoracique :

trois plaies pulmonaires sanglantes sont saisies avec des pinces hémostatiques ; l'une d'elles est ligaturée par une soie double passée à travers le parenchyme ; le sang et l'air cessent de s'échapper par cette plaie. Mais le sang remplit toujours le simus profond, limité par le poumon, son hile et la face supérieure du cœur. Cette cavité est étanchée ; j'y enfonce la main droite, allongée et repliée en gouttière, et je la glisse au niveau du hile ; la gouttière ne se remplit pas de sang, les vaisseaux du hile semblent donc intacts, quelques instants après, nous en constatons de visu l'intégrité.

Deux pinces hémostatiques sont appliquées sur deux petites plaies péricardiques. Gaze iodoformée dans les inus cardio pulmonaire, suture du volet, pansement.

Malheureusement, l'anémie dans laquelle était plongé le blessé était si profonde qu'il succomba un quart d'heure après l'opération, nous laissant plus que le souvenir d'un acte hardi, original, mais aussi l'assurance que ce mode d'intervention directe, appliqué plus rapidement, aurait peut-être assuré la guérison du blessé en mettant un terme à une hémorragie grave, que tous nos autres moyens sont si impuissants à arrêter. »

Observation de Michaux (chir. des hôpitaux).— Un jeune homme de dix-huit ans, le nommé M..., se tire le 29 novembre 1894, un coup de révolver dans la poitrine. Le projectile, du calibre de 7 millimètres, pénètre dans le thorax à deux travers de doigt en dehors du mamelon : il n'y a pas d'orifice de sortie. Le malade ne perd pas connaissance ; on l'apporte immédiatement à l'hôpital Beaujon, dans le service de M. le docteur Labbé ; l'hémorragie externe est insignifiante, l'oppression peu accusée, l'interne de garde fait l'occlusion de la plaie avec un pansement collodionné.

Le lendemain matin, à la visite, douze heures après l'accident, je trouve le malade avec une angoisse très marquée, une pâleur considérable de la face, de l'oppression et une vive douleur de côté rendant impossible tout mouvement du thorax.

L'examen de la poitrine révèle, dans les deux tiers inférieurs de la partie gauche, une matité complète avec absence totale de vibrations thoraciques et de l'égophonie très nette. Il existe donc, à n'en pas douter, un épanchement sanguin abondant dans le côté gauche de la poitrine.

Dans la crainte d'intervenir trop hâtivement, je décide d'attendre et de voir dans la soirée si les phénomènes se seront amendés. Je reviens à quatre heures du soir, l'état général s'est aggravé, la matité semble plus étendue, l'oppression est extrême, le pouls petit, la face est pâle et anxieuse, la température est de 88°. Je n'hésite plus et l'opération est immédiatement pratiquée avec l'aide de M. Pauchet, interne du service.

Je commence par débrider largement l'orifice externe de la plaie, pour désinfecter soigneusement, et avoir en même temps une notion plus précise sur son trajet et sur la direction du projectile qui paraît oblique de bas en haut et de dehors en dedans.

Sur la partie latérale gauche du thorax, entre le mamelon et l'orifice d'entrée de la balle, je taille un grand lambeau en U dont la concavité regarde en haut et un peu en dehors. Je décolle avec le lambeau cutané toutes les parties molles du thorax, puis en deux coups de rugine je dénude rapidement les septième et huitième côtes gauches, que je résèque dans une étendue de 8 à 10 centimètres, au niveau et un peu en arrière de la ligne axillaire antérieure. La paroi thoraco-pleurale est ensuite incisée comme les téguments, les artères intercostales pincées avec des pinces hémostatiques, et par l'ouverture ainsi faite s'échappent en abondance du sang et de l'air, ce qui démontre l'existence d'une plaie du poumon. Le volet thoracique est maintenu relevé par des écarteurs de Farabœuf, et par la fenêtre ainsi largement ouverte, j'aperçois d'une part, la plèvre pleine de sang, et le poumon, et en dedans, d'autre part, le sac péricardique et le cœur que je sens battre entre mes doigts.

Avec des éponges, aussi rapidement que possible, nous évacuons tout l'épanchement sanguin, liquide et caillots ; la quantité n'est guère inférieure à un litre. Cette évacuation terminée, nous voyons que le sang continue à s'écouler le long de la face interne du poumon gauche ; tout le lobe inférieur du poumon est sous nos yeux, dans notre main ; nous le retournons : il n'y a pas d'orifice à la face externe du poumon, mais en rejetant au dehors le bord antérieur de ce lobe inférieur, nous voyons nettement le sang sourdre de sa face interne, au-dessous du pédicule, vers le point où les branches vasculaires inférieures pénètrent dans le poumon ou en sortent. Il ne me paraît pas prudent de placer une pince homostatique sur ce point, dans la crainte d'oblitérer une grosse branche vasculaire, artère ou veine pulmonaire, et comme l'épanchement sanguin n'est point trop abondant, je dois me contenter de conduire jusqu'à la plaie pulmonaire une bonne mèche de gaze iodoformée qui me permit de tamponner d'une manière suffisante.

J'ajoute en dehors deux gros drains pour permettre le lavage de la cavité pleurale, et je referme les côtés du volet thoracique par quelques points de suture. L'opération a été conduite aussi rapidement que possible : elle n'a guère duré que vingt à vingt-cinq minutes. Le blessé est reporté dans son lit ; nous le trouvons le lendemain matin très soulagé, souffrant simplement de sa plaie. Pendant sept jours la température reste bonne, 37° à 38°. Au septième jour, la température s'élève, elle monte à 39°, 39°5 ; il y a un peu de suppuration pendant une quinzaine de jours ; nous faisons des lavages ; sous cette influence, la température s'abaisse, la respiration devient plus facile. L'état général s'améliore rapidement à partir du 25 décembre ; le 1er février, on enlève les tubes à drainage, raccourcis depuis longtemps.

Le 28 février, le malade nous quitte en très bon état pour passer quelques jours de convalescence à l'asile de Vincennes. Je l'ai revu il y a trois mois à peine, tout à fait bien portant, ne gardant d'autre trace de sa blessure que la cicatrice de notre incision absolument fermée.

Observation de Quénu. — Un homme reçoit un coup de couteau dans le premier espace intercostal ; il se produit une hémorragie grave et à sa suite le cœur est refoulé. Le lendemain de l'accident, M. Quénu fait une ponction dans le thorax, qui donne issue à 600 gr. de sang. Le malade est soulagé, mais la dyspnée se reproduit. Une nouvelle ponction donne 200 grammes d'un liquide sanguinolent. M. Quénu résèque alors la septième côte ; il n'y a pas d'hémorragie de l'espace intercostal ; il ouvre la plèvre, le poumon se rétracte. M. Quénu bourre la plaie avec de la gaze iodoformée ; le malade sort guéri vingt-cinq jours après.

Si nous avons tenu à citer *in extenso* ces quatre observations, c'est qu'à elles quatre, elles sont plus démonstratives que tous les faits théoriques invoqués par les partisans de la non-intervention. Non seulement elles permettent de préciser les indications opératoires, mais il s'en dégage cet enseignement, qui est la conclusion même de la thèse de Ducerf :

« Le chirurgien n'est plus désarmé en présence des phénomènes généraux graves sous la dépendance de l'hémorragie :
il peut, en s'autorisant des exemples que nous citons, mar-
cher à la recherche du vaisseau qui donne et réaliser l'hémostase directe. »

CHAPITRE VII

EXPÉRIENCES

Avant d'en arriver à la description de nos expériences, il est de notre devoir de répondre à une objection qui nous aurait certainement été adressée. Il est permis de se demander, en effet, s'il est possible de conclure du poumon du chien à celui de l'homme. En admettant même que le poumon de l'animal présente au traumatisme une résistance supérieure, il suffit de se rappeler les nombreuses pneumotomies et pneumectomies citées plus haut, et les observations relatées dans le chapitre précédent, pour que cet argument tombe de lui-même. Ces observations, en effet, démontrent suffisamment qu'aussi bien que le poumon du chien, le parenchyme pulmonaire de l'homme peut subir l'atteinte du bistouri. Il va sans dire que l'antisepsie la plus rigoureuse et une propreté parfaite sont les conditions absolument nécessaires à la réussite de semblables interventions. Malheureusement, nous n'avons pas pu réaliser cette antisepsie aussi bien que nous l'aurions désiré. Les conditions dans lesquelles nous opérions et dans lesquelles nos animaux vivaient après avoir été opérés, n'étaient pas faites pour les mettre à l'abri de l'infection. Il va sans dire que cela n'enlève aucunement de la valeur à nos observations, les accidents infectieux survenus étant dus, soit à des fautes d'antisepsie imputables à nous-même, soit au milieu dans lequel nous étions obligé de laisser vivre ensuite nos opérés.

Nous devions, avant d'entreprendre nos expériences, nous poser une première question : comment faut-il intervenir ? et nous avons relu les conseils donnés par les divers chirurgiens qui ont pris part à la discussion qui eut lieu au dernier Congrès de chirurgie. Quénu s'exprime en ces termes : « Chaque fois que l'on se trouve en présence d'un cas semblable, dès que l'état général persiste, il faut, à mon avis, pratiquer une large ouverture à la plèvre pour arrêter l'hémorragie pulmonaire. » Et Berger ajoute : « C'est là une pratique que l'on a déjà proposée et qui me paraît, en effet, très bonne à adopter pour remédier aux hémorragies dues aux blessures du poumon ; l'incision large de l'espace intercostal donnant le résultat cherché. » — C'est donc sur la formation brusque d'un pneumothorax total que ces auteurs fondent leur thérapeutique ; nous verrons tout à l'heure ce qu'il faut en penser.

Voici ce que dit encore Michaux : « Mon opinion, sur ce point de détail est fort nette ; je rejette, pour tous les cas graves à épanchement abondant, l'occlusion, la thoracentèse, l'empyème simple, l'empyème avec contre-ouverture et écoulement déclive. Aucune de ces méthodes ne s'oppose à l'hémorragie d'une manière efficace ; toutes laissent à la bonne nature le soin de former un caillot. Il y aura toujours des cas graves, blessures des gros vaisseaux du hile, qui seront au-dessus des ressources de l'art, mais on ne laissera plus succomber des blessés atteints de lésions des bronches pulmonaires moyennes ou de plaies des intercostales.

» Pour traiter un hémothorax abondant, il faut ouvrir rapidement et largement la plèvre ; que l'on fasse un lambeau en L, en T, en I, ou en U, il faut toujours réséquer au moins deux côtes sur une étendue d'au moins 8 à 10 centimètres. »

Quant à Delorme, il recommande de relever un grand volet thoracique comprenant, dans toute son épaisseur, toute la

paròi. « Ce procédé, dit-il, pourrait servir de temps prélimi-
naire pour l'oblitération des plaies du poumon par la suture
et l'arrêt de ses hémorragies, par la ligature du vaisseau ou du
parenchyme, ou le tamponnement avec de la gaze iodoformée ;
il peut, grâce à la suture et au tamponnement iodoformé, mettre un terme à l'issue de l'air par la plaie pulmonaire. »

Nous inspirant de ces conseils, nous avons opéré plusieurs
chiens dont voici les observations :

Expérience VIII. — Le 1er juin. Poids : 28 kilos. L'animal est
attaché sur le dos, les pattes en extension. Avec le même couteau interosseux dont nous nous sommes servi pour les expériences citées
dans un chapitre précédent, nous faisons une blessure profonde, toujours à l'endroit indiqué. Une pince hémostatique est placée sur la
plaie cutanée.

Anesthésie au chloroforme. Le chien est rasé, nettoyé, le champ
opératoire lavé au savon, au sublimé, puis à l'éther. Un grand lambeau cutané en U, ayant sa base dans l'aisselle, est disséqué, puis
relevé. Un lambeau semblable comprend les muscles, les côtes et la
plèvre. Le poumon est très accessible ; la plaie, saignante, est très
visible sur son lobe supérieur. Dans la plèvre, il y a déjà un gros
caillot de sang.

Le chien est mort au moment où nous avons relevé le second lambeau. Aucune tentative pour le rappeler à la vie ne nous a réussi.

Expérience IX. — Le 1er juin. Poids, 24 kilos. L'opération, faite
suivant le même procédé, conduite de la même manière, nous donne
les mêmes résultats.

Expérience X. — Le 3 juin. Poids, 20 kilos.
Le chien est chloroformé très légèrement. La plaie est la même et
les précautions antiseptiques prises comme précédemment. Les côtes
découvertes, nous essayons de les ruginer. En passant au-dessous de
l'une d'elles une sonde cannelée, l'animal se débat, et la plèvre se
déchire largement. Immédiatement nous réséquons une côte sur une
longueur d'à peu près 10 centimètres. L'air se précipite dans la plèvre

en grande quantité. Nous parvenons avec beaucoup de peine à placer trois fils de catgut sur la plaie pulmonaire, saignante, située sur le lobe supérieur. A ce moment, le chien meurt.

A quoi devions-nous attribuer ces trois insuccès ? Craignant, après notre première expérience, que le mort n'ait eu pour facteur l'anesthésie, nous prîmes soin, pour les suivantes, de faire celle-ci avec toutes les précautions nécessaires, et aussi légèrement que possible. Malgré cela, nos animaux moururent et la cause devait donc en être recherchée ailleurs. Nous n'hésitâmes pas à l'attribuer au choc opératoire, et surtout à la pénétration subite d'une grande quantité d'air dans la cavité pleurale.

Relisant alors les observations sur lesquelles s'étaient appuyés Michaux et Delorme, pour conseiller ce mode opératoire, nous avons trouvé que ce procédé avait été employé par eux, dans les cas suivants :

A) Par Delorme : 1° pour des abcès volumineux de la paroi thoracique gauche, de nature tuberculeuse, avec un diverticule intrathoracique, aussi étendu que la poche extérieure ;

2° Pour une pleurésie tuberculeuse avec rétraction considérable des poumons et des fausses membranes qui avaient la consistance du cuir ;

3° Pour une hémorragie pleurale avec pneumothorax : mais l'opération fut faite au troisième jour et la mort en résulta un quart d'heure après.

B) Par Michaux : 1° pour une énorme pleurésie purulente avec épaississement de la plèvre ;

2° Pour une pleurésie diaphragmatique enkystée, purulente

Or, il est évident qu'il nous faut établir une distinction. De ce qu'on peut presque impunément ouvrir une plèvre malade, épaissie par l'inflammation et par les fausses membranes, nous ne sommes pas en droit de conclure que nous pourrons agir de même avec une plèvre qui ne présente aucun état pathologique ; et il nous semble facile de concevoir que l'impression du pneumothorax subit sur les extrémités nerveuses de la plèvre, puisse amener la syncope et même quelquefois la mort.

A ceux qui nous diront que le pneumothorax total peut déjà exister par le seul fait de la plaie pulmonaire, nous répondrons que la mort de l'animal est survenue dans nos expériences, alors même que le pneumothorax était total avant notre intervention. Il suffisait de faire à la paroi thoracique une ouverture un peu grande. Que la mort soit due au choc opératoire, la brèche faite étant trop vaste, qu'elle soit due à la communication subite de la séreuse avec l'air atmosphérique, à la brusque irruption de celui-ci, et à l'immobilisation totale consécutive du thorax, ou au rétrécissement subit du champ de l'hématose, le fait n'en existe pas moins et n'en est pas moins remarquable. Il est vrai que ces accidents ne sont pas constants, et les deux succès de Michaux et Quénu sont là pour le prouver. Mais nos expériences et d'autres observations, celles de Muller (1894), entre autres, témoignent que pendant l'opération peuvent survenir des syncopes dangereuses : et c'est là une complication qu'il vaut mieux éviter.

Le vrai danger réside donc, non pas dans le pneumothorax lui-même, mais surtout dans la soudaineté avec laquelle il se produit. Il est certain qu'une ouverture large de la poitrine a des conséques bien moins graves chez un individu déjà possesseur d'un hémothorax dont la formation a été lente, et auquel la plèvre s'est en quelque sorte accoutumée.

Tous ces faits nous démontrent combien a été clairvoyante l'opinion réservée de Reclus, lorsqu'il a prononcé ces paroles: « La résection temporaire ou définitive d'une portion de la paroi thoracique pour atteindre une plaie pulmonaire et

tarir une hémorragie mortelle à brève échéance, peut être
une ressource suprême qu'il faut connaître, mais elle est dangereuse et l'expérience ne l'a point encore sanctionnée. »

Nous devions donc pour éviter les conséquences fâcheuses
de la syncope, arriver sur la blessure du poumon, par un orifice thoracique aussi petit que possible, et en empêchant l'entrée brusque d'une grande quantité d'air dans la cavité pleurale.

Pour cela, nous songeâmes à utiliser la méthode du décollement pleural, employée par Tuffier lorsqu'il fit sa résection d'un sommet tuberculeux. En effet, il serait possible alors,
en rapprochant jusqu'au contact les deux feuillets de la séreuse, de supprimer, pour ainsi dire, l'espace situé entre
elles, et d'éliminer du même coup tout risque de voir se produire un pneumothorax. Malheureusement, malgré toute notre bonne volonté et toutes nos précautions, nous ne sommes
pas parvenu, même après plusieurs tentatives, à réséquer
des côtes, et à décoller la plèvre, sans la déchirer. Outre que
cette méthode a l'inconvénient d'être longue, elle nous paraît
devoir présenter de bien grandes difficultés ; et ainsi est
justifiée la dénomination de « laborieux » que Tuffier attribue
dans son observation à ce temps opératoire.

Restait donc la seule solution. Faire une blessure très petite, extraire rapidement par celle-ci le poumon, qui, faisant
alors office de tampon, empêche l'air de pénétrer vite. C'est,
semble-t-il, la méthode qu'a employée Omboni. En effet, son
observation dit que deux fois à travers l'espace intercostal,
« il introduit la main et saisit le lobe perforé. » — Puis, la ligature faite, » le poumon fut refoulé dans le thorax. » Voici
nos expériences:

Expérience XI. — Le 4 juin. Poids : 21 kilos. La plaie pulmonaire
est faite comme précédemment, et les mesures antiseptiques prises de

même. Anesthésie au chloroforme. Incision en U, à base du lambeau située dans l'aisselle ; la plaie cutanée au centre du lambeau. Nous découvrons les côtes que nous essayons de ruginer sans intéresser la plèvre ; mais celle-ci se déchire au niveau de la plaie. Les doigts introduits dans la plaie empêchent l'entrée rapide de l'air. Nous reséquons 3 côtes sur un espace de 3 centimètres. Avec la main aussitôt introduite, nous hernions tout le lobe supérieur, sur le bord antérieur duquel nous découvrons la blessure, large et saignante. Les bords sont rapprochés par 4 sutures profondes au catgut. Le poumon réduit, la plaie est immédiatement recouverte avec le lambeau rabattu, et nous rapprochons les bords à l'aide de pinces hémostatiques. Puis nous faisons de nombreuses sutures à la soie, rapprochées les unes des autres.

Le chien se relève assez bien, mais a de la dyspnée. Un léger suintement sanguin de la plaie s'arrête tout seul. Température du soir : 39°6, du lendemain 39°8. Mort le surlendemain matin.

Autopsie. — Deux à trois verres de sérosité sanguino-purulente, dans la plèvre, d'où s'exhale une odeur infecte. La suture a très bien tenu et l'hémorragie a été arrêtée. Des adhérences déjà assez solides unissent le poumon à la plèvre pariétale.

Ayant remarqué qu'un chien auquel nous avons fait une anesthésie insuffisante avait provoqué par ses efforts et ses mouvements désordonnés une hernie spontanée de presque tout le poumon, et cela par une plaie relativement petite, nous nous sommes demandé s'il ne serait pas possible d'ériger ce mécanisme en méthode. Le temps opératoire qui consiste à aller extraire le poumon avec la main ou un instrument serait ainsi éliminé, et on diminuerait les chances de voir se produire le pneumothorax, la hernie ayant lieu au moment où le viscère, dilaté, occupe toute la cavité pleurale.

L'opinion classique cependant, veut que l'ampliation du poumon soit rarement assez considérable pour lui permettre, quand il est affaissé, de reprendre son volume primitif et de venir faire saillie entre les lèvres de la plaie. Ce n'est que lorsqu'il n'aura pas eu le temps de s'affaisser que la hernie

se produirait, et cette condition se trouve réalisée seulement
lorsque l'effort se produit au moment même de la blessure
ou immédiatement après. Mais Malgaigne croit à la possibi-
lité de la hernie retardée : « Si l'expiration, dit-il, est brusque,
saccadée, l'expansion du poumon blessé se fera aussi brus-
quement et par saccades ; c'est alors qu'on le voit sauter pour
ainsi dire dans la poitrine, se présenter à la plaie, enfin faire
hernie à travers. Telle est la théorie des hernies pulmonaires
qu'il est facile de produire chez les animaux vivants. »

Peyrot (*Manuel de pathologie*) a repris l'opinion de Malgaigne: « Bien des blessés, dit-il, présentent la hernie pulmonaire un temps variable après la blessure, souvent même
le lendemain, après un effort de toux. » Il fait remarquer d'autre part, que, si chez un chien, on ouvre le thorax, on voit,
sous l'influence des efforts respiratoires, une portion notable
du poumon rentrer et sortir à diverses reprises de la cavité
thoracique. Pour lui, quand une ouverture assez large existe
à la paroi, l'effort chasse de la cavité, non seulement le con-
tenu de la plèvre, mais le poumon, ou au moins ses parties les
plus mobiles, gonflées subitement par l'air qui lui vient du
côté sain.

Ainsi donc, le phénomène de l'effort paraît suffisant pour
provoquer la hernie ; et il a en plus l'avantage de chasser les
liquides et caillots, qui se trouvent dans le cul-de-sac pleural.
Nous avons songé à utiliser pour la production de ce mécanisme, l'agitation et les mouvements désordonnés provoqués
par les premières inhalations de chloroforme. Nous citons nos
expériences :

Expérience XII. — Le 4 juin 1896. Poids : 25 kilos. La blessure
faite à l'animal est toujours la même. Une pince à forcipressure rap-
proche les lèvres de l'ouverture cutanée. Désinfection soignée du champ
opératoire et des mains de l'opérateur et des instruments. On donne
un peu de chloroforme pour faciliter l'incision cutanée, petit lambeau

en U. On cesse l'anesthesie, l'animal s'agite violemment. Un doigt introduit dans la plaie intercostale, nous débridons celle-ci sur une sonde cannelée, et les doigts, introduits dans la plaie, permettent, tout en ne laissant pénétrer que très peu d'air, de réséquer rapidement un petit morceau de côte. A ce moment nous retirons notre main et le poumon vient immédiatement faire hernie et boucher l'ouverture : il est facilement maintenu, la plaie pulmonaire se présente à nous, saignant abondamment, recouverte d'un énorme champignon d'écume rose. Quatre points de suture profonds au catgut suffisent à arrêter l'hémorragie. Le poumon réduit, le lambeau rapidement rabattu, les bords de la plaie cutanée, préalablement rapprochées avec des pinces, sont suturées. Lavage au sublimé et pansement au collodion iodoformé.

Le chien, détaché, ne paraît aucunement affaibli. Une pince à demeure est placée sur un point de la plaie qui saigne.

La température atteint 38°8 au quatrième jour, point qu'elle ne dépasse pas.

Mort dans la nuit du 12 au 13, douze jours après.

AUTOPSIE. — Pleuropneumonie. Cicatrisation parfaite de la plaie pulmonaire. Adhérences nombreuses à la base et au niveau de la blessure.

Expérience XIII. — Le 8 juin. Poids : 20 kilos. Même mode opératoire, mêmes précautions. L'anesthésie est insuffisante pour amener la résolution. Le poumon se présente à la plaie, nous parvenons à le pincer et à aider à sa sortie à travers une plaie très petite. Par celle-ci aussi s'échappe un caillot de sang. Quatre fils de catgut suturent la plaie et font cesser toute hémorragie. Réduction du poumon, rapprochement rapide et exact de la plaie cutanée, sutures. Le chien n'est nullement affaibli, la température n'est pas élevée.

Mort au dixième jour, de pleuro-pneumonie. Le résultat opératoire est parfait, la plaie pulmonaire s'est parfaitement réunie, et n'a plus donné lieu à aucune hémorragie.

Expérience XIV. — 9 juin. Poids : 18 kilos. Même opération, la plaie intercostale est élargie simplement par un débridement latéral. Nous éprouvons un peu de difficulté à trouver la plaie du poumom, que nous cherchions sur le lobe supérieur, nous la trouvons sur le lobe moyen qui, par traction, se hernie suffisamment.

Le sang s'en échappe en bavant. Cette hémorragie est arrêtée par deux points de suture au catgut. Réduction, et rapprochement rapide de la plaie cutanée. Pansement au collodion.

La température atteint 39°5 au troisième jour, puis retombe pour ne pas dépasser 37°8. Le vingt-cinquième jour, quinze jours après, mort par piqûre du bulbe. La plaie de la peau s'est un peu décollée dans sa partie inférieure, mais il n'y a aucune suppuration.

Dans la plèvre un peu de sérosité louche. Adhérences nombreuses. De la plaie pulmonaire, il ne reste qu'un trajet cicatriciel fibreux.

Expérience XV. — 14 juin. Poids : 17 kilos. Même procédé. Nous essayons cependant d'abord, mais en vain, de dépérioster deux côtes et de décortiquer la plèvre. Cessation de l'anesthésie.

Le poumon vient à se présenter à la plaie, mais la résection d'une petite portion de côte est nécessaire pour faciliter la sortie. Le couteau n'a pas dû atteindre le poumon, car nous ne trouvons pas de plaie : cependant nous sommes parvenu à examiner presque toute la surface externe des deux lobes supérieurs.

D'un coup de ciseau nous partageons alors le lobe moyen en deux grands lambeaux, dont la surface de section saigne abondamment en nappe, et des artérioles le sang s'échappe en jets nombreux. Une ligature est placée sur la plus grosse, et trois sutures rapprochant les surfaces de section arrêtent aussitôt toute hémorragie. Après avoir attendu un bon moment pour constater qu'elle ne se reproduisait pas, réduction du poumon, et rapprochement rapide des plaies de la paroi.

Le lendemain, 39°4. La température reste élevée. Mort quatre jours après.

Autopsie. — Pneumonie. Des adhérences assez solides unissent toute la plèvre, surtout au niveau de la plaie. Celle-ci est en bonne voie. Nous enlevons les fils, décollons ses parois, et constatons qu'elle contient un caillot de sang. Les deux ligatures ont donc suffi pour empêcher l'hémorragie.

Expérience XVI. — Même opération. Simple débridement de la plaie intercostale. Le chien se débat beaucoup et le poumon se précipite hors de la poitrine avec force. Trois points de suture sont placés sur la plaie qui est située sur le bord antérieur du lobe moyen, et ne saigner paraît que très peu.

Mort quatre jours après, d'infection.

Expérience XVII. — 15 juin. Poids 20 kilos. Toujours même procédé. Le poumon vient faire hernie facilement à travers la plaie intercostale simplement débridée. Suture avec trois fils de soie de la plaie qui se trouve sur le lobe moyen. Cette plaie ne présentant pas d'hémorragie notable, nous partageons d'un coup de ciseau le lobe supérieur du poumon, en deux grands lambeaux. Hémorragie abondante en nappe et en jets. Nous affrontons les surfaces de section avec trois fils de soie, sans autrement nous occuper de l'hémorragie. Celle-ci est ainsi très bien arrêtée. Réduction du poumon et suture de la plaie cutanée. La dyspnée, qui est intense, disparaît peu à peu. Le lendemain, 39°7. Les jours suivants, la température décroît et reste stationnaire autour de 38°.

Le 27 février, le chien est abattu par section du bulbe.

La plaie entière est tout à fait guérie. Le poumon est uni presque en son entier à la plèvre pariétale par de fortes adhérences. Il n'y a pas de liquide dans le cul-de-sac pleural. La plaie pulmonaire est cicatrisée. Il n'y a trace d'hémorragie nulle part. Légère congestion pulmonaire.

Ces dix observations sont nettement démonstratives à divers points de vue. Elles nous enseignent, en effet, que l'ouverture large et trop rapide de la poitrine est un procédé dangereux, qui expose le blessé à la syncope et même à la mort. Elles démontrent de plus que le succès de l'opération dépend surtout de la petitesse de la brèche faite à la cage thoracique, de la petite quantité d'air qu'on laisse pénétrer dans la plèvre, de la lenteur avec laquelle cet air y pénètre, et enfin, de l'application rigoureuse des règles de l'antisepsie.

Il est donc indiqué, quand on a l'intention de pratiquer l'hémostase directe d'une plaie du poumon, de toujours commencer l'intervention par un simple débridement de la blessure faite par l'instrument vulnérant : un ou plusieurs doigts introduits par celle-ci font obstacle à la pénétration d'une trop grande quantité d'air ; puis, profitant de l'agitation et des

efforts provoqués chez le malade par la cessation de l'anesthésie ou par les premières inhalations, l'on cherchera à favoriser la hernie du viscère, qui sera, presque toujours, spontanée.

Si la plaie ne se trouvait pas sur le lobe hernié, et qu'on
ne parvienne pas à extraire par la même ouverture le reste
du poumon, on aura toujours la ressource, après l'avoir fermée, de passer par un espace intercostal plus propice.

Il nous paraît prudent de maintenir sur la blessure de la
paroi un tampon de gaze ou d'ouate hydrophile sec, mais
chaud ; l'air qui pourra pénétrer, s'imprégnant alors d'une
douce chaleur, passera en filtrant avec lenteur.

Une pince destinée à amener le poumon hors de la cavité
pleurale, sans y introduire de l'air, a été construite et préconisée par Omer Chewki. Elle nous paraît devoir être utile
surtout, pour avoir une bonne prise sur l'organe et en faciliter
l'extraction, quand il manifestera peu de tendance à faire
hernie. Toute autre pince à longs mors se prêtera facilement
au même usage. Une précaution utile sera de garnir ces mors
avec du coton, de la gaze, ou deux bouts de drain en caout-
chouc, afin d'éviter qu'elle ne dérape sur la surface glissante
de l'organe, et surtout qu'elle n'en déchire ou ne meurtrisse
trop le tissu quelque peu friable.

Enfin, il est des plaies pulmonaires qui ne sont pas acces-
sibles par la méthode que nous venons de décrire. Il est in-
contestable que c'est avec peine qu'on arriverait par ces pro-
cédés sur une plaie de la face interne située tout près du hile.
Plutôt que de laisser mourir le blessé, le chirurgien doit alors
de deux maux choisir le moindre. Alors seulement seront in-
diquées les résections costales et le volet de Delorme ; avec
cette différence cependant qu'on favorisera la formation très
lente du pneumothorax, en commençant par faire à la plèvre
une très petite ouverture avec la pointe du bistouri, et qui sera

agrandie très lentement ; la brèche pratiquée dans ces conditions sera la plus petite possible ; le chirurgien sera toujours à temps pour l'agrandir, s'il en voyait la nécessité.

Il nous reste un mot à dire des divers moyens que le chirurgien a à sa disposition pour opérer l'hémostase ; ce sont la suture du parenchyme telle que nous l'avons pratiquée, la cautérisation qui semble un bon moyen, si nous en croyons les observations, le tamponnement avec de la gaze iodoformée et la pince à demeure. Il se peut que le chirurgien soit appelé à concilier ces différents moyens, et à lui incombe le devoir de choisir celui qui lui paraît le plus indiqué ; nous aurions voulu étudier expérimentalement leur valeur respective et les comparer entre eux ; mais le temps nous a manqué. Quant à la ligature directe des petits vaisseaux qui donnent, elle ne nous semble possible que quand le poumon est largement sectionné en deux lambeaux. La blessure de la suture pulmonaire nous paraît devoir donner d'excellents résultats et suffire à l'hémostase.

Quant aux corps étrangers qui peuvent pénétrer dans la plèvre et le poumon (balles de revolver, pointes d'épée, esquilles osseuses, fragments d'étoffe, etc.) ils s'enkystent souvent. Partout est citée l'observation de ce forçat décédé à l'hôpital de Rochefort en 1861, qui, ayant été blessé quinze ans auparavant, portait dans son thorax, sans que rien avant l'autopsie en eut fait soupçonner la présence, un fragment de fleuret de quatre-vingt-trois millimètres, fixé en haut à la face inférieure de la première côte par des ostéophytes, en bas à l'apophyse transverse de la quatrième vertèbre dorsale. La partie moyenne de l'instrument logée dans le poumon était entourée de concrétions calcaires.

Comme le dit fort bien Kœnig: « Le corps étranger n'est pas par lui-même le point de départ des accidents de mauvaise nature qui l'accompagnent trop souvent, la cause de ces accidents réside dans les germes de putréfaction que le corps étranger a entraînés avec lui. »

Ainsi donc, le chirurgien qui intervient pour aller arrêter une hémorragie dont les origines sont dans le poumon complètera son œuvre en aseptisant soigneusement les voies de pénétration du corps vulnérant.

CONCLUSIONS

———

Ces conclusions résumeront notre travail. Les voici :

La thérapeutique des plaies du poumon comprend : 1° le traitement médical ; 2° l'immobilisation ; 3° l'occlusion antiseptique. Nous ajouterons : 4° l'intervention directe.

Le traitement médical et l'immobilisation sont d'excellents moyens auxquels on devra toujours avoir recours.

L'occlusion antiseptique, si elle est toujours applicable aux premiers moments, ne doit pas être érigée en méthode absolue, car elle peut entraîner de graves inconvénients. Trois cas peuvent se présenter :

a) La plaie pulmonaire ne saigne pas.

b) La plaie pulmonaire saigne, mais l'hémorragie s'arrête, l'hémothorax se limite, se constitue.

c) La plaie pulmonaire saigne abondamment et l'hémothorax n'a aucune tendance à se limiter.

L'occlusion est évidemment indiquée d'une manière absolue dans les deux premiers cas. Il ne reste au chirurgien qu'à lutter contre l'infection, si celle-ci menace de se produire.

Dans le troisième cas, qui, nous devons le dire, est peu fréquent, où l'hémothorax va toujours croissant, l'occlusion aura pour résultat la mort du blessé par les deux facteurs : anémie et asphyxie. Pour lutter contre l'asphyxie, on a préconisé la saignée, la réouverture de la plaie, la thoracentèse, moyens dangereux, qui, loin d'arrêter l'hémorragie, lui tendent au contraire la main, ne font que l'augmenter, et, par là même, ai-

faiblir davantage le blessé. La thoracentèse n'a son utilité
que pour le cas où, l'hémorragie étant arrêtée, les phénomènes
asphyxiques, survenant plus tard, ont leur cause dans un apport de sérosité pleurale.

Il paraît donc indiqué d'intervenir directement : les signes
qui guideront le chirurgien seront tirés de l'auscultation, de
la percussion et de l'état général du blessé. Quand, exami-
nant celui-ci de demi-heure en demi-heure, l'occlusion antiseptique étant faite, l'on s'aperçoit que l'épanchement, loin de
se limiter, augmente toujours ; quand, au lieu de reprendre
ses sens, une fois le choc traumatique passé, le blessé, au
contraire, va s'affaiblissant davantage et présente de plus en
plus les signes d'une anémie croissante, il y aura indication
à intervenir, surtout si les commémoratifs et la direction de
la plaie font diagnostiquer une plaie pulmonaire.

Le procédé opératoire préconisé par Quénu, Berger, Michaux, Delorme consiste à faire avec rapidité une large brèche à la paroi thoracique. Nos expériences nous enseignent
que ce procédé est dangereux. Outre la vaste plaie qui provoque le choc opératoire, il a pour résultat la brusque formation d'un pneumothorax total. Quel qu'en soit le mécanisme,
celui-ci provoque la syncope immédiate, qui entraîne quelquefois la mort. La brèche thoracique doit être la plus petite
possible. On doit éviter l'entrée brusque d'une grande quantité d'air, et on doit faire, cela va sans dire, une antisepsie
irréprochable. Ce sont là des conditions auxquelles doit revenir une part très grande dans le succès de l'intervention.

Nous avons tenté d'opérer le décollement de la plèvre ; ce
procédé nous paraît très difficile et ne nous a jamais réussi.

Nos expériences nous ayant démontré qu'il était facile,
profitant de l'agitation du blessé, de provoquer une hernie
spontanée par une plaie relativement petite, nous conseillons
de commencer toujours par débrider simplement la plaie de

la paroi, au moment des efforts provoqués par les premières inhalations de chloroforme ou la cessation de l'anesthésie. Les doigts introduits dans la plaie, le tampon de gaze, la dilatation du poumon qui vient faire hernie, diminueront ensemble les risques d'avoir un pneumothorax rapide.

Si le poumon, n'obéissant pas au mécanisme de la hernie, refusait de venir se présenter à l'opérateur, celui-ci aurait toujours la ressource de l'extraire, soit avec la main introduite, soit avec des pinces à mors garnis, afin que le parenchyme ne glisse ni ne soit froissé.

Enfin, ce n'est qu'en dernier lieu, lorsque le poumon adhérant refusera de se laisser entraîner au dehors, lorsque la plaie située profondément, près du hile, ne sera pas accessible aux instruments du chirurgien, que celui-ci, favorisant la formation lente du pneumothorax, en commençant à faire à la paroi une ouverture très petite, sera autorisé à agir sur le viscère dans la cavité même, après résection costale, ou rabattement d'un volet thoracique, suivant la méthode de Delorme.

L'hémostase sera faite à l'aide de la suture de la plaie pulmonaire, par la ligature directe des vaisseaux qui donnent, par la cautérisation, le tamponnement, ou le pincement. Nous n'avons expérimenté que la suture de la plaie, qui est facile, et nous paraît donner d'excellents résultats.

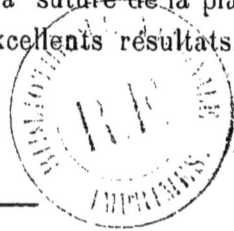

BIBLIOGRAPHIE

ALDEBERT. — Plaie du poumon (Soc. anatomie février, 1892).

ANGER (Benj.). — Plaie pénétrante de poitrine (Thèse d'agrégation, 1866.

ARNIM. — Heilung einer Lungenwunde per primam Intentionem. (Wochenchrift f. ds. ges. Heilkunde. Berlin, 1833, i, 262-268).

BACCHINI. — lmparziale, n° 11, 1883.

BAZY. — Communication au neuvième Congrès de chirurgie.

BERGER. — Id.

BERNHEIM. — Blessure du poumon par arme à feu (Gaz. des Hôp. n° 46, 1879).

BIONDI. — Giorn. intern. delle sc. medic. Naples, 1882, p. 759, et 1883, p. 248.

BLOCK. — Berlin. klin. Woch., 3. oct. 1881.

BOCKELET. — Wien. med. Presse, n° 39, p. 1264, 1886.

BOIGNARD. — Du traitement des plaies pénétrantes de poitrine (Th. Paris, 1896).

BOUILLY. — Soc. de chirurgie (Bulletins, t. XV, 646-655) 1886.

BROCA. — Plaie du thorax par arme à feu (G. hebdom., 2 novembre 1891).

CARRÉ. — Considérations sur les plaies pénétrantes de la poitrine compliquées de lésions aux poumons (Rec. de mém. méd. de Paris, 1825, XIX, 144-162).

CHAMPIONNIÈRE (L). — Communication au neuvième Congrès de chirurgie.

CHAPLAIN. — Quelques remarques sur les plaies du poumon par armes à feu (Th. Paris, 1874).

LA CHÊNAÎE-HAPEL. — Essai sur les plaies du poumon. Paris, 1829.

CHENU. — Guerre d'Orient. Rapport français.

CHWANNAZ. — Résection du sommet du poumon (J. méd. Bordeaux, 20 mars 1892).

LA COMME (E.). — Considérations générales sur les plaies pénétrantes de la poitrine (Th. Paris, 1855).

CROFT (J.). — Bullet wound of chest ; wound of lung; removal of bullet ; recovery (Lancet, Lond., 1887, i, 266).

DAVID. — Plaie pénétrante de la poitrine guérie par la multiplicité des saignées.

DEAHNA. — Beiträge zur chirurgischen Behandlung der Lungenkrankheiten (Schmidt's Iahrbuch der gesammten Medicin, 1882, v. 194, p. 269).

DEFFÈS (P.). — Des plaies pénétrantes de poitrine et en particulier du poumon, Montpellier, 1878.

DEMONS (de Bordeaux). — Résection d'une partie du poumon hernié (Soc. chir., 1886, p. 450).

DELBET. — Plaie du poumon (Soc. anat., févr. 1892).

DELORME et ROBERT. — Sem. médicale, 1893, p. 150.

— — Contribution à la chirurgie de poitrine (7me congré de chir. 1893, p. 422).

— — Congrès de chirurgie, 1895.

DOLLINGER. — Zur Diagnostik der Lungenschusswunden (Arch. f. klin. Chir. XXII, p. 704), 1878.

DRAPER (J.-A.). — Experiments by vivisection to test the value of the diagnostic symptoms of certain wounds of the chest. (Med. et surg. report, Phila, 1860).

DUCERF (Louis). — Considérations sur l'hémorragie dans les plaies du poumon (Th. de Montpellier, 1816).

ERDMANN (F.). — Abbindung eines Lungenstucks (I. d. prakt. Heilk., Berl., 1823).

FABRICANT. — In Moniteur chirurgical de Saint-Pétersbourg, 1894.

— De l'intervention chirurgicale dans les maladies des poumons (Th. Saint-Pétersbourg).

FICHER (G.). — Heilung eines umfangreichen traumatischen Lungenabscesses durch die Operation (Zeitschrift für Wundarzte u. Geburtsh. Stuttg., 1861, XIV, 97-100).

FOLET. — Sur les plaies de poitrine par armes à feu (Bull. méd. du Nord, 10 mai 1895).

FORGUE et RECLUS. — Traité de thérapeutique chirurgicale, t. II, p. 487.

FRASER. — A treatise upon penetrating wounds of the chest (London, 1859).

GLUCK. — Experimenteller Beitrag zur Frage der Lungenextirpation (Berl. klin. Woch., mars 1884).

GOUZIEN. — Des plaies pénétrantes de poitrine par coups de feu observées à Formose et au Tonkin (Th. de Paris, 1887).

GROSS. — Notice sur l'hôpital civil pendant le siège de Strasbourg (Gaz. méd., Strasbourg, 1871).

GUTHRIE. — Commentaries of the surgery of the war, 462.

HEIDWELLER. — Uber Lungenchirurgie (Th. de Berlin, 1894) (Province méd., Lyon, 23 juin 1894, p. 295).

HOFENOKL (J.). — Beitrage zur Lungenchirurgie (Wien. med. Presse, 1892, p. 1905 et 1948).

HERRGOTT. — Ambulance du petit et du grand séminaire pendant le siège de Strasbourg.

HUGUET et PÉRAIRE. — De la conduite du chirurgien dans les plaies de poitrine par armes blanches (Revue de chirurgie 1895).

KACZOROSWKI. — Beitrag zür Lungenchirurgie (Deutsch. med. Woch., 1883, t. IX).

KOCH (W.). — Historsiches über die chirurgische Behandlung der Lungencavernen (Berl. klin. Woch., 20 avril 1874).

— Zür Lungenchirurgie (Deutsche med. Woch., 1882, p. 450).

KRÖNLEIN. — Uber Lungenchirurgie (Deutsche med. Woch., 1882, p. 440).

KUESTER. — Blessure du poumon par arme à feu, hémothorax, intervention, guérison (Berlin. klin., Woch., p. 723, 30 juillet 1894).

LOWSON (D.). — British medic. Journal, 6 juin 1893.

LE FORT (René). — Plaie du poumon par arme à feu (Soc. anat., mars-avril 1894).

LESDOS. — Contribution à l'étude de l'hémothorax d'origine traumatique (Th. Paris, 1882).

LEYMARIE. — Th. de Lyon 1893.

LÖFFLER. — Generalbericht über den Gesundheitsdienst in Feldzuge gegen Dänemark, 1864 (Berlin, 1867).

LOSSOUARN. — Considérations sur les plaies par armes à feu (Thèse de Montpellier, 1870).

MARCUS (de Jassy). — Recherches relatives aux conséquences de l'extirpation expérimentale des poumons (Mém. Soc. Biologie, 1881, p. 323, et Gaz. méd., Paris, 1881, n° 49).

MEYER. — Thèse de St-Pétersbourg, 1823.

MOSLER (Fr.). — Zweiter Congress für innere med : über Lungenchirurgie (Berl. Kl. Woch., 7 mai 1883).

MULLER. — Un cas de résection de la paroi thoracique et du poumon droit suivi de succès (Sem. méd., 1894).

MICHAUX. — Communication au Congrès de chirurgie, 1895.

NÉLATON (Ch.). — Des épanchements de sang dans les plèvres consécutifs aux traumatismes (Thèse de Paris, 1880).

NEUDORFER (J.). — Zur Therapie der Brustwunden (Allg. mil. ärzt. Ztg. Wien, 1869).

ŒHLER. - Casuistique de la chirurgie du poumon (Munch. med. Woch., 1891, p. 723).

OMBONI. — Annali universali di medic. el di chirurg. (Janvier 1885).

OMER CHEWKI. — Contribution à l'étude de la pneumectomie (These de Lyon. 1894).

OTIS. — Surgical history of the war of the Rebellion.

PARK. — Ann. surg. St-Louis, 1887.

PETIT. — Miltos Antony de Georgia, cité par M. le docteur Petit (Revue méd. et chir., 1877, p. 791).

PEYROT. — De la pleurotomie (Thèse de Paris, 1876).
— Traité de chirurgie de Duplay et Reclus.

PICQUÉ. — Dict. encyclopédique des sciences médicales (Art. Poitrine).

POURRAT. — Études expérimentales sur le pneumothorax d'origine traumatique (Th. Lyon, 1892).

PRIDGIN TEALE. — The Lancet, t. I, p. 65, juillet 1885.

QUÉNU. — Communication à la Soc. de chirurgie du 6 novembre 1895.

RADEK. — Centralblatt für chirurg., n° 44, p. 750, 1878.

RECLUS. — Rapport sur la chirurgie du poumon au Congrès de chirurgie, 1895.

REYBARD. — Mémoire sur les plaies pénétrantes de la poitrine, 1827, coll. in-8°, t. LXIV.

REVERDIN. — Plaies pénétrantes de poitrine par balle de revolver (Congrès de chirurgie, 1894).

RICHEROLLES. — Chirurgie du poumon. Pneumotomie et pneumectomie (Th. Paris, 1892).

RICHET. — Plaie pénétrante de poitrine (Gaz. des hôpitaux, n° 56, 1871).

ROBERT et DELORME. — Sem. médicale, p. 150, 1893.

ROHDEN.—Casuistik der Lungenchirurg. (Deutsche med. Woch., n° 14, 1884).

ROUX (P.-J.).— Mémoire sur les avantages de l'adhérence du poumon aux parois de la poitrine, lors des plaies pénétrantes de cette cavité (Mélanges de chir., Paris, 1809).

RUGGI. — La tecnica della pneumectomia nell' uomo (Bologna, 1885).

RUNEBERG. — Deutsch. Arch. Klin. med. Leipsig, 1887, XLI.

SABOIA. — Blessure par arme à feu, plaie pulmonaire. (Gaz. des Hôp. n° 95, 1880).

DE SANTI. — La statistique des plaies pénétrantes de poitrine par armes à feu, plaie pulmonaire. (Arch. gén. de médecine, 1882.)

SCHMIDT (Hans). — Experimentelle Studien über partielle Lungenresection (Berl. Kl. Woch., 1881).

SMITH. — The Lancet, 17 janvier 1880.

SHESHANOWSKI. — Iahresbericht de Roth, 1881.

THIRIAR. — Congrès français de chirurgie, 1880.

TRUC (H.). — Soc. sc. mér. Lyon, 25 avril 1885, et Lyon médical, 1885, t. XIII.

— Essai sur la chirurgie du poumon. Pneumectomie (Th. de Lyon, 1885).

TUFFIER. — Sem. médicale, 1891.

— Neuvième Congrès de chirurgie, 1895.

WAGNER. — Des blessures par armes à feu en temps de paix (Deutsche Zeitschr. für Chirur., 1868).

WIENLECHNER. — Wien. med. Press, 20 mai 1882. Zur Casuistik der Tumoren an der Brustwand, und deren Behandlung.

ZELEWICZ. — Deutsch. med. Wochenschr. (Leipsig, 1887).

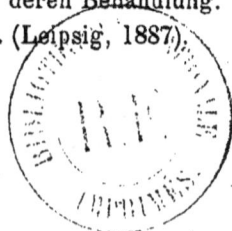

12

www.ingramcontent.com/pod-product-compliance
Lightning Source LLC
Chambersburg PA
CBHW070820210326
41520CB00011B/2041